高等医药院校创新教材

供口腔医学专业用

口腔组织病理学实验教程

主　编　唐　群　王　霞　侯菊花

副主编　张志伟　文礼湘　王海燕　李　龙

编　委（以姓氏笔画为序）

王　霞（滨州医学院）　　　　　　　　王海燕（青海大学）

文礼湘（湖南中医药大学）　　　　　　丑　玲（长沙卫生职业学院）

刘　婷（湘潭医卫职业技术学院）　　　李　龙（中南大学湘雅口腔医院）

李　盼（益阳医学高等专科学校）　　　李　斌（湖南医药学院）

吴　南（永州职业技术学院）　　　　　张志伟（南华大学）

周　君（湘南学院）　　　　　　　　　赵　琳（宁夏医科大学）

侯菊花（益阳医学高等专科学校）　　　卿即娜（长沙医学院）

郭　倩（长沙医学院）　　　　　　　　唐　群（湖南中医药大学）

黄　娟（湖南中医药大学）　　　　　　蔡建娜（滨州医学院）

秘　书　黄　娟（兼）

科学出版社

北　京

内 容 简 介

本教材是口腔胚胎学、口腔组织学与口腔病理学整合课程的实验教材，借助实验方法，对口腔颌面部组织及器官的发生、发育历程，以及在正常与疾病状态下口腔组织的病理变化情况进行观察和研究，培养学生的观察能力、动手能力以及综合分析能力。全书分为上篇口腔组织胚胎学、下篇口腔病理学以及附录三个部分，16个实验；每实验后配有练习题，方便学生课后巩固学习成果。

本教材适用于高等学校本科口腔专业及相关专业的教学，也可供规范化培训使用。

图书在版编目（CIP）数据

口腔组织病理学实验教程 / 唐群, 王霞, 侯菊花主编. -- 北京：科学出版社, 2024.6. -- (高等医药院校创新教材). -- ISBN 978-7-03-078867-2

Ⅰ. R780.2

中国国家版本馆CIP数据核字第20245A0Y95号

责任编辑：朱　华　李　植/责任校对：宁辉彩
责任印制：张　伟/封面设计：陈　敬

科学出版社 出版

北京东黄城根北街 16 号
邮政编码：100717
http://www.sciencep.com

北京中科印刷有限公司印刷
科学出版社发行　各地新华书店经销

*

2024 年 6 月第 一 版　开本：787×1092　1/16
2024 年 6 月第一次印刷　印张：10 1/2
字数：234 000

定价：62.00 元
（如有印装质量问题，我社负责调换）

前　　言

　　口腔组织病理学实验教程是一门涵盖口腔胚胎学、口腔组织学和口腔病理学三部分实验教学内容，用实验方法手段观察口腔颌面部组织和器官发生、发育过程，正常及疾病状态下口腔组织病理变化的实验课程。口腔组织病理学实验课是口腔组织病理学教学中的重要环节，它不仅是对理论课授课内容进一步验证，加深理解，巩固记忆的教学方式，也是培养学生认真实践，独立思考，通过自己的观察、分析，获得知识的一种教学手段，同时培养了学生的观察能力、动手能力和综合分析能力。口腔组织病理学的实验教学对实验室环境条件、实验教学仪器设备和教学师资力量要求较高，要提高口腔组织病理学教学水平，达成口腔组织病理学的培养目标，编写一本结构严谨、内容丰富、实用性强的口腔组织病理学实验教程是必不可少的前提条件，也是编写本教材的主要目的。

　　根据课程教学内容，本教材分为口腔组织胚胎学和口腔病理学上下两篇以及附录三部分内容。针对各实验教学内容提出了明确的目标和详细的实验指导，同时为便于学生更好地理解和掌握学习内容，每章提供了练习题供同学们课后复习。本教材的编写得到了十余所医学院校领导和老师们的大力支持，其中口腔颌面部发育由王霞老师编写，牙的发育由王海燕老师编写，牙体组织由赵琳老师编写，牙周组织由李盼老师编写，口腔黏膜由刘婷老师编写，唾液腺由文礼湘老师编写，龋病由侯菊花老师编写，牙髓病由吴南老师编写，根尖周炎由卿即娜老师编写，牙周组织病由周君老师编写，口腔黏膜病由郭倩老师编写，唾液腺疾病由张志伟老师编写，口腔颌面部囊肿由蔡建娜老师编写，牙源性肿瘤和瘤样病变由唐群老师编写，口腔黏膜上皮肿瘤和瘤样病变由丑玲老师编写，口腔软组织和淋巴造血系统肿瘤与瘤样病变由李斌老师编写，常用病理染色方法由李龙老师编写，免疫组织化学技术由黄娟老师编写，谨此对老师们的辛勤付出表示衷心的感谢。

　　由于教学内容涵盖多个学科，编者水平有限，还有很多缺点和不足之处，恳请各位同仁和读者不吝赐教、提出宝贵意见。

唐　群　王　霞　侯菊花

2024 年 5 月

前　言

目　录

上篇　口腔组织胚胎学

实验一　口腔颌面部发育

一、实验目的

1. 掌握鳃弓和咽囊的形态特点；面部、腭和舌的发育过程及常见发育异常。

2. 熟悉神经嵴、鳃弓、咽囊在口腔颌面部发育中的作用及相关异常。

二、实验内容

1. 观看口腔颌面部发育的幻灯片。

2. 观察胚胎矢状面切片。

3. 观察胚胎头面部冠状面切片。

三、实验用品

显微镜、多媒体系统、切片、数字切片库、口腔颌面部发育的幻灯片。

四、方法和步骤

1. 观看口腔颌面部发育的幻灯片

（1）鳃弓和咽囊的发育过程。

（2）面部各突起的形成、分化及发育异常。

（3）前腭突和侧腭突的发育过程；腭发育常见异常。

（4）侧舌隆突、奇结节、联合突的发育过程。

2. 胚胎矢状面切片

（1）肉眼观察：胚胎呈蚕豆大小，背侧向腹侧呈弧形（或C形）弯曲，可分辨头部与尾部，腹侧中央可见清晰的原始心脏，能够辨认胚胎头部及面突的位置（图1-1）。

（2）低倍镜观察：辨认头部及口腔的位置，头部前下可见原口的矢状面形态，辨认上颌突、下颌突和发育中的舌（图1-2）。

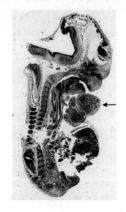

图1-1　胚胎矢状面切片

胚胎背侧向腹侧呈弧形弯曲，可分辨头部与尾部，腹侧中央可见清晰红染的原始心脏（箭头示）

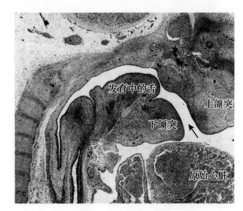

图1-2　原口的辨认

原口与原始心脏相对，呈裂隙状（箭头示），可辨认上颌突、下颌突和发育中的舌

（3）高倍镜观察：原口即原始口腔（图1-3），表面衬覆的上皮由两层细胞组成，外层是扁平的上皮细胞，内层为矮柱状的基底细胞。上皮下覆盖着胚胎性结缔组织，此组织细胞由神经嵴细胞迁移而来，称为外胚间充质。部分区外胚间充质诱导口腔上皮向深部增殖，形成一弧形上皮性突起，即原发性上皮带（图1-4）。发育中的舌表面衬覆上皮组织，上皮下为密集的间充质细胞，深部为发育中的舌肌（图1-5）。

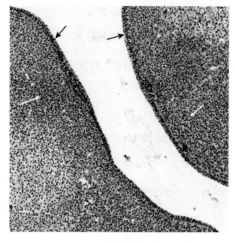
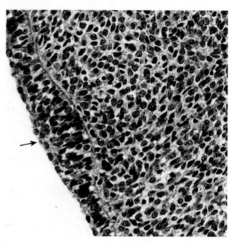

图1-3　原口的组织结构（高倍镜）

原口表面衬覆上皮组织（黑箭头），上皮下间充质细胞密集（白箭头）

图1-4　原发性上皮带（高倍镜）

原口上皮细胞局部增殖，形成原发性上皮带（箭头示）

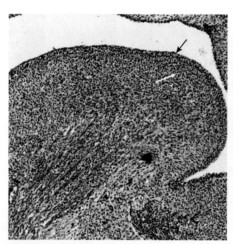
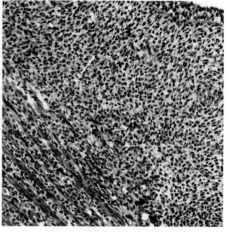

图1-5　发育中的舌

左图（低倍镜），舌表面衬覆上皮组织（黑箭头），上皮下为密集的间充质细胞（白箭头），深部为发育中的舌肌（红箭头）；右图（高倍镜），可见密集的间充质细胞（白箭头）和发育中的舌肌（红箭头）

3. 胚胎头面部冠状面切片

（1）低倍镜观察：辨认发育中的鼻腔、口腔、上颌及下颌的位置，口鼻腔被发育中的腭部分开，鼻中隔分隔鼻腔为左右两侧，口腔内可见发育中的舌，下颌两侧可见发育中的下颌软骨（图1-6）。

（2）高倍镜观察：两个侧腭突与鼻中隔在中线处融合，分开口腔与鼻腔；两侧腭突融合处可见中线上皮缝（图1-7）。发育中的舌表面衬覆上皮组织，深部为发育中的舌肌（图1-8）。

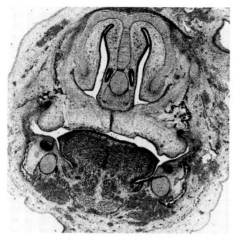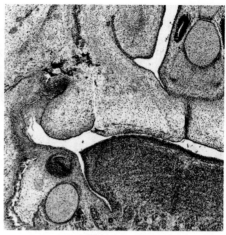

图 1-6　胚胎头面部冠状面切片（低倍镜）

发育中的腭部分隔口鼻腔，鼻中隔分开两侧鼻腔，下颌两侧可见蓝染椭圆形的下颌软骨

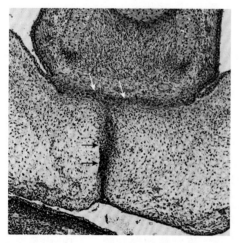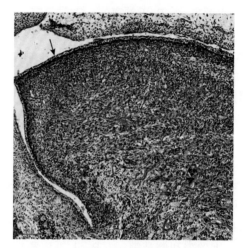

图 1-7　侧腭突间的融合

两个侧腭突融合处可见中线上皮缝（黑箭头），侧腭突与鼻中隔可见融合线（白箭头）

图 1-8　发育中的舌

舌表面衬覆上皮组织（黑箭头），深部为发育中的舌肌（红箭头）

五、实验报告

绘胚胎矢状面原口的低倍镜结构。

六、练习题

（一）A1 型题

1. 口腔颌面部发育过程主要在（　　）期完成

　　A. 增殖期　　B. 胚胎期　　C. 胎儿期　　D. 成熟期　　E. 幼儿期

2. 神经嵴细胞迁移到头面部形成大部分结缔组织，这些结缔组织又称为（　　）

　　A. 外间充质　　B. 外胚层　　C. 上皮带　　D. 中胚层　　E. 内胚层

3. 形成口腔颌面部大部分软硬结缔组织的外胚间叶细胞，起源于（　　）

　　A. 卵黄囊细胞　　B. 外胚层细胞　　C. 神经嵴细胞　　D. 中胚层细胞　　E. 内胚层细胞

4. 下颌的形成与（　　　）密切相关

　　A. 第一鳃弓　　　B. 第二鳃弓　　　C. 第三鳃弓　　　D. 第四鳃弓　　　E. 第六鳃弓

5. 胚胎第五周，由中鼻突末端发育形成（　　　）

　　A. 上颌突　　　B. 下颌突　　　C. 额鼻突　　　D. 侧鼻突　　　E. 球状突

6. 面部发育过程中，随着发育面突之间的浅沟逐渐变浅、消失，相邻突起融为一体，此过程称为（　　　）

　　A. 联合　　　B. 融合　　　C. 耦合　　　D. 聚合　　　E. 结合

7. 面部发育过程中，面突在生长过程中表面的外胚层相互接触、退化、消失，实现突起融为一体，此过程称为（　　　）

　　A. 联合　　　B. 融合　　　C. 耦合　　　D. 聚合　　　E. 结合

8. 面部发育过程中，形成人中和带有切牙的上颌骨和原腭的是（　　　）

　　A. 上颌突　　　B. 下颌突　　　C. 额鼻突　　　D. 侧鼻突　　　E. 球状突

9. 上唇的远中2/3部分是由（　　　）形成的

　　A. 上颌突　　　B. 下颌突　　　C. 额鼻突　　　D. 侧鼻突　　　E. 球状突

10. 口角是（　　　）由后向前联合的终点

　　A. 上颌突与侧鼻突　　　B. 上颌突与下颌突　　　C. 两侧下颌突　　　D. 中鼻突与侧鼻突　　　E. 球状突与上颌突

11. 唇裂是由（　　　）未联合或联合不全所致

　　A. 上颌突与侧鼻突　　　B. 上颌突与下颌突　　　C. 两侧下颌突　　　D. 中鼻突与侧鼻突　　　E. 球状突与上颌突

12. 斜面裂是由（　　　）未联合所致

　　A. 上颌突与侧鼻突　　　B. 上颌突与下颌突　　　C. 两侧下颌突　　　D. 中鼻突与侧鼻突　　　E. 球状突与上颌突

13. 腭的发育来自于（　　　）

　　A. 上颌突和侧鼻突　　　B. 上颌突和继发腭　　　C. 原发腭和继发腭　　　D. 中鼻突和侧鼻突　　　E. 球状突和原发腭

14. 腭裂的发生是（　　　）未融合或部分融合的结果

　　A. 上颌突和球状突　　　B. 上颌突和前腭突　　　C. 前腭突和侧腭突　　　D. 两侧侧腭突及鼻中隔　　　E. 球状突和前腭突

15. 上颌裂是由于（　　　）未能联合或部分联合的所致

　　A. 上颌突和球状突　　　B. 上颌突和前腭突　　　C. 前腭突和侧腭突　　　D. 两侧侧腭突及鼻中隔　　　E. 球状突和前腭突

（二）X型题

1. 上颌突形成（　　　）

　　A. 上颌骨　　　B. 上颌磨牙　　　C. 腭骨　　　D. 鼻骨　　　E. 上颌尖牙

2. 胚胎发育第四周，（　　　）围绕形成原口（口凹）

　　A. 上颌突　　　B. 下颌突　　　C. 额鼻突　　　D. 侧鼻突　　　E. 中鼻突

3. 腭的发育来自于（　　　）

　　A. 原发腭　　　B. 联合突　　　C. 继发腭　　　D. 侧鼻突　　　E. 奇结节

4. 神经嵴细胞可分化形成（　　）

A. 神经系统组织　　B. 皮肤表皮　　C. 黑色素细胞　　D. 面部的骨　　E. 牙本质

5. 以下属于面部发育的突起的是（　　）

A. 额鼻突　　B. 上颌突　　C. 下颌突　　D. 侧鼻突　　E. 球状突

（三）名词解释题

1. 神经嵴　　2. Rathke pouch　　3. 鳃弓　　4. 鳃沟

5. 咽囊　　6. 面突联合　　7. 面突融合　　8. 原口

（四）简答题

1. 面部发育过程中形成的突起有哪些？

2. 颌面部常见发育异常有哪些，其形成背景如何？

3. 简述腭的发育过程以及常见的发育异常。

（五）病例分析题

患儿，男，出生2天。自出生时吃奶吮吸无力，乳汁可从鼻腔流出，呛咳。口腔检查：上腭部见一裂隙，自悬雍垂裂至腭乳头，口腔与鼻腔相通。

（1）患儿可能性的诊断是什么？

（2）该疾病发生的胚胎学基础是什么？

七、练习题参考答案

（一）A1型题

1. B　2. A　3. C　4. A　5. E　6. A　7. B　8. E　9. A　10. B　11. E　12. A　13. C　14. D　15. B

（二）X型题

1. ABCE　2. ABC　3. AC　4. ACDE　5. ABCDE

（三）名词解释题

1. 神经嵴：神经褶的顶端与周围外胚层交界处称神经嵴，胚胎第4周，位于神经嵴处的神经外胚层多潜能干细胞进入中胚层，广泛迁移衍化成机体不同细胞形成许多重要组织成分。

2. Rathke pouch：即拉特克囊，约在胚胎第3周末，在口咽膜前方口凹顶端正中出现一个囊样内陷，称拉特克囊，囊中的外胚层细胞增生向间脑腹侧面移动并分化成垂体前叶细胞。

3. 鳃弓：原始咽部的间充质增生形成的左右对称的背腹走向的6对柱状隆起。

4. 鳃沟：相邻的鳃弓之间有浅沟，在体表侧者称鳃沟。

5. 咽囊：鳃弓的内侧、与鳃沟相对应是原始咽部，表面衬覆的内胚层上皮向侧方增生呈囊样，称咽囊。

6. 面突联合：面部突起之间的沟会随着面突的生长而变浅、消失，此过程称为面突联合。

7. 面突融合：突起之间在生长过程中发生表面的外胚层相互接触、破裂、退化、消失，此过程称为面突融合。

8. 原口：在胚胎第3周，由于迁移的神经嵴细胞的增生，在额鼻突两侧的下方出现第一鳃弓，胚胎第4周由额鼻突、两侧下颌突和两侧上颌突围绕而成的凹陷。

（四）简答题

1. 面部发育过程中形成的突起有哪些?

【答案】①额鼻突,在胚胎第3周,发育中的前脑生长迅速,其下端出现了一个突起称额鼻突。②胚胎第4周末时,嗅窝将额鼻突分成3个突起,两个嗅窝之间的为中鼻突,嗅窝两侧的两个突起为侧鼻突。③胚胎第5周,中鼻突生长迅速,其末端出现两个球形突起称球状突;④胚胎24天时,上颌突和下颌突起源于第一鳃弓。

2. 颌面部常见发育异常有哪些,其形成背景如何?

【答案】①唇裂:多见于上唇,球状突与上颌突未联合或不全联合。②面裂:上颌突与下颌突未融合或部分融合发生横面裂;上颌突与侧鼻突未联合将形成斜面裂。③腭裂:一侧侧腭突和对侧侧腭突及鼻中隔未融合。④颌裂:上颌裂为前腭突与上颌突未能联合所致;下颌裂为两侧下颌未联合或部分联合所致。⑤舌裂:侧舌隆突未联合或联合不全。

3. 简述腭的发育过程以及常见的发育异常。

【答案】①腭的发育过程:a.前腭突(原发腭):来自中鼻突的球状突,形成前颌骨和上颌前牙。b.侧腭突(继发腭):来自左右两个上颌突。c.胚胎第6周末:侧腭突向中线处生长,此时舌的位置占据整个口鼻腔,侧腭突垂直方向生长。d.胚胎第8周:舌的位置下降,侧腭突转向中线生长。e.腭突的融合:第9周时,左右侧腭突与前腭突自外向内、向后逐渐联合;左右侧腭突在中线自前向后逐渐联合,并与向下生长的鼻中隔融合。②腭部发育异常:a.腭裂:一侧侧腭突和对侧侧腭突及鼻中隔未融合或部分融合,单、双侧,常伴唇裂、颌裂。b.颌裂:上颌裂,前腭突与上颌突未联合或联合不全;下颌裂,两侧下颌突未联合或联合不全。

（五）病例分析题

【答案】
（1）诊断:腭裂。
（2）腭裂发生的胚胎学基础:一侧侧腭突与对侧侧腭突及鼻中隔未融合或融合不全。

实验二　牙的发育

一、实验目的

1. 掌握牙板及牙胚的发育要点,牙胚各种成分的组织学特征。
2. 掌握冠部牙体组织及牙根的发育过程。
3. 熟悉牙板结局和牙胚异常发育所产生的主要畸形。

二、实验内容

1. 观看牙板、成釉器、牙胚形成、牙体组织、牙根发育组织学特征的幻灯片。
2. 观察帽状期牙胚、成釉器、钟状期牙胚切片。

三、实验用品

显微镜、多媒体系统、切片、数字切片库、牙的发育幻灯片。

四、方法和步骤

1. 牙的发育幻灯片
（1）成釉器的发育各阶段。

（2）牙体、牙根的发育。

2. 蕾状期牙胚切片

（1）低倍镜观察：上颌、下颌及舌等组织（图 2-1）。

（2）高倍镜观察：蕾状期成釉器特点，牙板最末端膨大形成花蕾上皮芽（图 2-2）。其构成细胞类似基底细胞，呈立方或矮柱状。在上皮下方和周围的外胚间充质细胞增生，密集在一起包绕上皮芽，但未见细胞的分化。

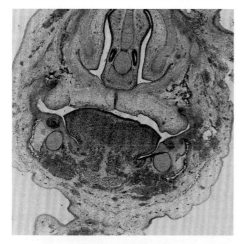

图 2-1　胎儿头前部冠状切面蕾状期、帽状期牙胚的成釉器

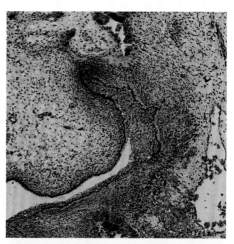

图 2-2　蕾状期成釉器牙板末端膨大呈花蕾

3. 帽状期牙胚切片

（1）低倍镜观察：上颌、下颌及舌等组织（图 2-1）。帽状期成釉器（图 2-3）。

（2）高倍镜观察：成釉器的三层细胞分化形态特征（图 2-4）。外釉上皮层位于成釉器周边，是一单层立方状细胞，通过牙板与口腔上皮相连。内釉上皮层由单层上皮细胞构成，并整齐排列在成釉器凹面的基底膜上，与牙乳头相邻。星网状层位于内外釉上皮之间。在帽状期牙胚的内釉上皮中央可观察到簇状的未分化上皮细胞，称为釉结。每个牙胚只有一个原发釉结，是牙发育的组织中心，调控牙尖形态的发生。当原发釉结消失后，在磨牙未来的牙尖顶部将出现继发釉结。从釉结处具有一条从内釉上皮延伸到外釉上皮的条索结构，称为釉索。

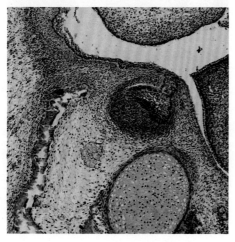

图 2-3　帽状期成釉器

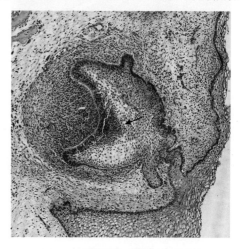

图 2-4　釉结

帽状期成釉器，内釉上皮增生形成釉结（箭头所示）

（3）高倍镜观察：牙乳头的形态特征（图2-4）。成釉器下方的球形细胞凝聚区称为牙乳头，将来可形成牙本质和牙髓。

（4）高倍镜观察：牙囊的形态特征（图2-4）。包绕成釉器和牙乳头边缘的外胚间充质细胞，密集成结缔组织层，称为牙囊，将来形成牙支持组织（牙骨质、牙周膜、固有牙槽骨）。

4. 钟状期牙胚切片

（1）低倍镜观察：钟状期牙胚成釉器（图2-5）。

（2）高倍镜观察：重点观察成釉器三种细胞分化的形态学特征，特别注意中间层的出现（图2-6）。观察牙乳头、牙囊的分化形态特征。牙板本身的形态变化及与牙胚的关系变化特点。

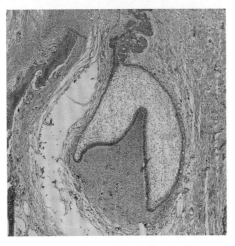

图2-5　钟状期牙胚成釉器（低倍镜）

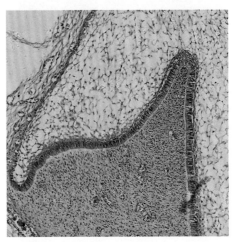

图2-6　钟状期牙胚成釉器（高倍镜）

（3）高倍镜观察：钟状后期牙胚特征（图2-7），牙体硬组织形成（图2-8）。冠部牙本质、牙釉质的发育。牙本质首先在邻近内釉上皮内凹面（切缘和牙尖部位）的牙乳头中形成，紧接着成釉细胞在牙本质的表面形成一层牙釉质，牙本质与牙釉质交叉形成，层层沉积。成釉器的形态特征，可观察到外釉上皮形成许多褶，邻近牙囊的间充质细胞进入褶之间，内含毛细血管（图2-8）。

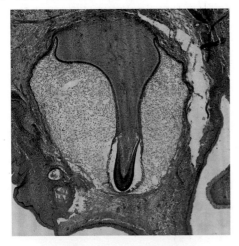

图2-7　钟状后期牙胚

钟状后期牙硬组织形成，牙囊中血管与外釉上皮相连

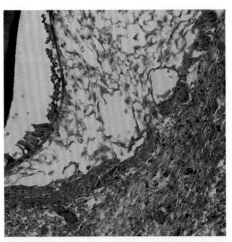

图2-8　钟状后期牙体硬组织形成

外釉上皮形成褶皱，内含毛细血管

五、实验报告

绘钟状期牙胚的高倍镜图片。

六、练习题

（一）A1 型题

1. 乳牙的发育是从胚胎第几周开始的（ ）

A. 2　　B. 4　　C. 6　　D. 8　　E. 10

2. 关于牙齿的发生不正确的是（ ）

A. 成釉器形成釉质　　B. 牙乳头形成牙本质、牙骨质　　C. 牙囊形成牙周膜　　D. 牙乳头形成牙髓　　E. 牙囊形成固有牙槽骨

3. 钟状期的成釉器不包括哪种（ ）

A. 外釉上皮　　B. 内釉上皮　　C. 星网状层　　D. 中间层　　E. 成牙本质细胞层

4. 形成牙釉质的细胞为（ ）

A. 外釉上皮细胞　　B. 内釉上皮细胞　　C. 星网状层细胞　　D. 中间层细胞　　E. 成牙本质细胞

5. 形成牙本质的结构是（ ）

A. 外釉上皮　　B. 内釉上皮　　C. 星网状层　　D. 中间层　　E. 牙乳头

6. 形成牙髓的结构是（ ）

A. 成釉器　　B. 牙乳头　　C. 牙囊　　D. 牙板　　E. 前庭板

7. 形成牙周膜的结构是（ ）

A. 成釉器　　B. 牙乳头　　C. 牙囊　　D. 牙板　　E. 前庭板

8. 形成牙骨质的结构是（ ）

A. 成釉器　　B. 牙乳头　　C. 牙囊　　D. 牙板　　E. 前庭板

9. 形成固有牙槽骨的结构是（ ）

A. 成釉器　　B. 牙乳头　　C. 牙囊　　D. 牙板　　E. 前庭板

10. 牙体硬组织是在哪一期开始形成的（ ）

A. 蕾状期　　B. 帽状期　　C. 钟状期早期　　D. 钟状期晚期　　E. 萌出期

11. Serres 上皮剩余来源于（ ）

A. 成釉器　　B. 牙乳头　　C. 牙囊　　D. 牙板　　E. 前庭板

12. 牙根形成的多少取决于（ ）

A. 成釉器　　B. 牙乳头　　C. 牙囊　　D. 上皮根鞘　　E. 上皮隔

13. 成釉细胞的细胞质形成端的锥形突起称（ ）

A. 球状突　　B. 托姆斯（Tomes）突　　C. 赫特威（Hertwig）突　　D. 外釉突　　E. 上皮隔

（二）X 型题

1. 下列结构起源于外胚间叶的是（ ）

A. 成釉器　　B. 牙乳头　　C. 牙囊　　D. 牙髓　　E. 牙骨质

2. 起源于口腔外胚层的是（ ）

A. 成釉器　　B. 牙乳头　　C. 牙囊　　D. 釉质　　E. 牙骨质

3. 关于釉质形成的说法正确的是（　　　）

A. 釉质最表层是矿化最高的部位　　B. 细胞分泌有机基质，然后再矿化　　C. 釉质进一步矿化的同时大部分有机基质和水被吸收　　D. 细胞分泌有机基质，然后再矿化　　E. 成釉细胞最先分泌的有机基质释放到罩牙本质表面

4. 关于牙质形成说法正确的是（　　　）

A. 罩牙本质的矿化是以基质小泡分泌的　　B. 最先分泌的胶原纤维比较粗大，与基底膜平行　　C. 大的纤维与基质共同形成最早的牙本质是完全相同的　　D. 髓周牙本质的矿化与罩牙本质是完全相同的　　E. 在牙冠发育和牙齿萌出期间，牙本质每天沉积 4μm

5. 关于牙髓的形成说法正确的是（　　　）

A. 牙髓来源于口腔外胚层　　B. 只有等牙乳头周围骨质形成以后才能称为牙髓　　C. 牙髓是由牙乳头形成的　　D. 当牙乳头周围有牙本质形成时即可称其为牙髓　　E. 牙乳头未分化间充质细胞分化形成牙髓细胞

6. 关于牙板下列哪些是错误的（　　　）

A. 牙板来源于原发性上皮带　　B. 形成口腔前庭沟　　C. 帽状期被牙囊的纤维穿断　　D. 其上皮残留即为 Serre 上皮剩余　　E. 恒牙牙板从乳牙板的唇侧长出

7. 关于成釉细胞说法正确的是（　　　）

A. 来源于口腔外胚间叶　　B. 具有形成釉质的功能　　C. 与中间层细胞之间以桥粒相连接　　D. 相邻的成釉细胞间以一种细胞连接复合体紧密结合　　E. 成釉细胞最先分泌的有机基质释放到罩牙本质表面

8. 牙胚发育过程中出现的短暂结构有（　　　）

A. 釉结　　B. 釉梭　　C. 釉索　　D. 釉龛　　E. 釉丛

9. 关于牙乳头说法正确的是（　　　）

A. 来源于口腔外胚层　　B. 决定牙齿的形状　　C. 可以诱导非牙源性的口腔上皮形成成釉器　　D. 具有形成牙本质和牙髓的功能　　E. 当外周有牙本质形成时成为牙髓

（三）名词解释

1. 原发性上皮带　　2. 牙板　　3. 上皮隔　　4. 上皮根鞘
5. 颈环　　6. 釉结　　7. 缩余釉上皮　　8. 引导管

（四）简答题

1. 以乳中切牙为例，试述牙齿发育的全过程。
2. 牙胚包括哪几部分，各形成哪种牙体组织？
3. 何谓成釉器的中间层？有哪些功能？
4. 牙胚发育异常可导致哪些牙齿形态和数目的异常？

七、练习题参考答案

（一）A1 型题

1. D　2. B　3. E　4. B　5. E　6. B　7. C　8. C　9. C　10. D　11. D　12. E　13. B

（二）X 型题

1. BCDE　2. AD　3. ABCE　4. AE　5. CDE　6. ABD　7. BCDE　8. ACD　9. BCDE

（三）名词解释

1. 原发性上皮带：胚胎的第 5 周，在未来的牙槽突区，深层的外胚间叶组织诱导上皮增生，开始仅在上下颌弓的特定点上，上皮局部增生，很快增厚的上皮互相连接，依照颌骨的外形形成一马蹄形上皮带，称为原发性上皮带。

2. 牙板：在胚胎的第 7 周，原发性上皮带继续向深层生长，并分裂为两个，向颊（唇）方向生长的上皮板称前庭板，位于舌（腭）侧的上皮板称为牙板。

3. 上皮隔：上皮根鞘持续生长，离开牙冠向牙髓方向呈约 450° 弯曲，形成一盘状结构。弯曲的这一部分上皮称上皮隔。上皮隔围成一个向牙髓开放的孔，是未来的根尖孔。

4. 上皮根鞘：牙根开始发生时，内釉和外釉上皮细胞在颈环处增生，向未来的根尖孔方向生长，而星网状层和中间层细胞并不出现在上述增生的上皮中。这些增生的上皮成双层，称为上皮根鞘。

5. 颈环：内釉上皮与外釉上皮相连处称颈环，在上皮根鞘的发生中起重要作用。

6. 釉结：在牙胚中央，内釉上皮局部的增厚，釉结在牙形态发生中有重要作用，可能是调节细胞分化和牙形态发生的信号中心。

7. 缩余釉上皮：釉质发育完成后，成釉细胞、中间层细胞和星网状层与外釉上皮细胞结合，形成一层鳞状上皮覆盖在釉小皮上，称为缩余釉上皮（reduced dental epithelium）。当牙萌出到口腔中，缩余釉上皮在牙颈部形成牙龈的结合上皮。

8. 引导管：牙胚向合面方向萌出时，包绕牙胚的牙囊组织通过结缔组织条索与口腔黏膜固有层相连，这一结构称为引导索。在干燥的幼儿颅骨上乳牙的舌侧可见含有结缔组织条索的孔，称为引导管。当恒牙萌出时，骨吸收使引导管很快增宽，成为牙萌出的骨通道。

（四）简答题

1. 以乳中切牙为例，试述牙齿发育的全过程。

【解答】①原发性上皮板及牙板的发生。②成釉器的发育过程包括蕾状期、帽状期、钟状期及其形态特点。③牙体组织形成。包括冠部牙本质、釉质的形成；牙根的形成，包括上皮隔、上皮根鞘的发生，牙骨质的发生。④牙的萌出。包括萌出的组织学变化、结合上皮的形成等。

2. 牙胚包括哪几部分，各形成哪种牙体组织？

【解答】牙胚包括成釉器、牙乳头、牙囊，其中成釉器形成牙釉质，牙乳头形成牙本质和牙髓，牙囊形成牙骨质及其他牙周组织。

3. 何谓成釉器的中间层？有哪些功能？

【解答】钟状期成釉器的内釉上皮与星网状层之间有 2～3 层扁平细胞，细胞核卵圆或扁平状，称为中间层。在钟状期早期，细胞核居中，高尔基复合体、粗面内质网、线粒体和其他细胞器数量不多。到晚期，细胞间隙增大充满微绒毛，上述细胞器增多，酸性黏多糖及糖原沉积。该层细胞具有高的碱性磷酸酶活性，与釉质的形成有关。

4. 牙胚发育异常可导致哪些牙齿形态和数目的异常？

【解答】牙形态的异常由牙胚的形态改变所致，如临床常见的畸形中央尖、牙内陷、牙根弯曲；牙的数目异常主要由各种原因造成的牙蕾形成的数目的异常所致。

实验三　牙 体 组 织

一、实验目的

1. 掌握釉质的分布部位、厚度和表面形态，釉质磨片的各种断面，釉质结构与釉质理化特性、功能的相关关系。掌握牙本质、牙骨质、牙髓的基本组织结构及理化特性，联系其临床意义；牙本质的反应性变化。

2. 熟悉生长线、釉板、釉丛、釉梭的成因。

3. 了解牙骨质、牙髓的生物学特性。

二、实验内容

1. 观看牙体组织的幻灯片。

2. 观察牙纵断磨片、牙冠横断磨片、牙髓切片。

三、实验用品

光学显微镜、切片、多媒体系统、数字切片库、牙体组织的幻灯片。

四、方法和步骤

1. 牙体组织幻灯片

2. 牙体组织纵断磨片

（1）低倍镜观察：观察釉质生长线，自釉牙本质界向外，沿牙釉质形成的方向，在牙尖部呈环状排列包绕牙尖，在牙颈部呈斜线（图 3-1）；观察釉板形态及贯穿深度（图 3-1）。观察直釉、绞釉的形态及分布特点：近釉牙本质界（釉柱内 2/3 区域），釉柱绞绕弯曲；近釉质表面（釉柱外 1/3 区域），釉柱较直为直釉（图 3-2），观察釉牙本质界的外形特点（图 3-3、图 3-4）。牙本质小管贯穿牙本质全层，辨认原发性牙本质、继发性牙本质和球间牙本质的分布位置及形态（图 3-3、图 3-5），球间牙本质位于牙冠部，近釉牙本质界，大小不规则，边缘呈凹形（图 3-3），继发性牙本质与原发性牙本质之间界线清楚（图 3-5）。

（2）高倍镜观察：观察釉柱横纹，与釉柱长轴相垂直的细线（图 3-6）。

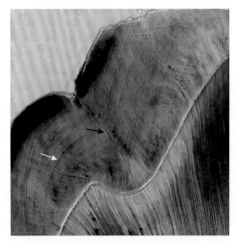

图 3-1　釉质生长线及釉板（纵断磨片）
生长线（白箭头）呈环状排列包绕牙尖（黑箭头示釉板）

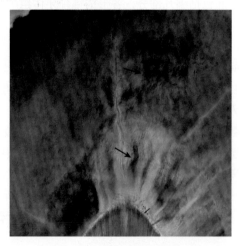

图 3-2　绞釉（纵断磨片）
切缘处釉柱明显绞绕弯曲（黑箭头示）

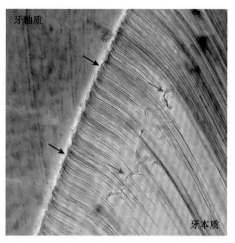

图 3-3 釉牙本质界低倍镜下观（纵断磨片）

黑箭头示连续贝壳状外观，红箭头示球间牙本质

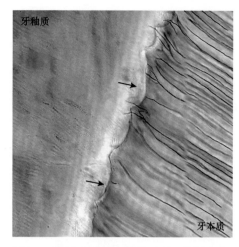

图 3-4 釉牙本质界高倍镜下观（纵断磨片）

连续的贝壳状外观（箭头示）

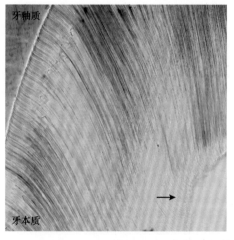

图 3-5 原发性牙本质、继发性牙本质低倍镜下观

（纵断磨片）箭头示为继发性牙本质

图 3-6 釉柱横纹（纵断磨片）

3. 牙体组织磨片

（1）低倍镜观察：观察釉质生长线、釉牙本质界、釉梭、釉丛（图 3-7）；直釉、绞釉、釉板的分布特点同前，观察牙本质小管的走行与球间牙本质。

（2）高倍镜观察：釉梭（在牙尖部易观察）的形态，起始于釉牙本质界伸向牙釉质的纺锤状结构；釉丛，近釉牙本质界内 1/3 的牙釉质中，类似于草丛的结构（图 3-7，图 3-8）。

4. 前牙纵断磨片

（1）低倍镜观察：观察釉质、牙本质，基本结构同前；重点观察牙骨质层板：自牙颈部到近根尖 1/3，为牙骨质层板，细胞牙骨质，位于无细胞牙骨质的表面，牙骨质细胞，位于牙骨质基质陷窝内，其表面许多细小突起向牙周膜方向伸展；釉质牙骨质界的形态并注意牙骨质与釉质的连接特点（图 3-9）；托姆斯颗粒层，根部牙本质透明层的内侧有一层颗粒状的未矿化区（图 3-10）。

（2）高倍镜观察：同前。

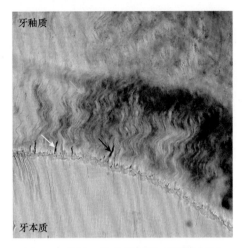

图 3-7　釉梭、釉丛低倍镜（纵断磨片）
黑箭头示釉丛，白箭头示釉梭，蓝箭头示绞釉

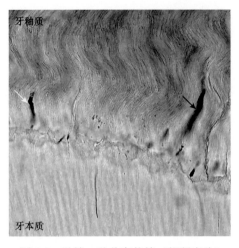

图 3-8　釉梭、釉丛高倍镜（纵断磨片）
黑箭头示釉丛，白箭头示釉梭

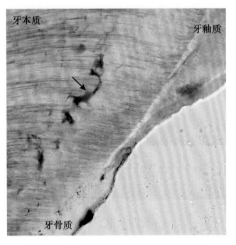

图 3-9　釉质牙骨质交界（纵断磨片）
牙骨质覆盖牙釉质（箭头所示球间牙本质）

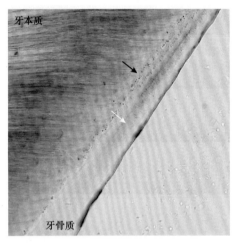

图 3-10　牙骨质低倍镜（纵断磨片）
黑箭头示托姆斯颗粒层，白箭头示无细胞牙骨质，蓝箭头示
透明层

5. 牙体组织磨片

（1）低倍镜观察：牙尖处釉质缺失（磨损），牙本质暴露，牙本质小管管腔充满空气，为黑色区域称为死区（D），近牙髓处可见修复性牙本质（R），该处牙本质小管少、排列不规则（图 3-11）；继发性牙本质小管稍呈水平，与原发性牙本质分界明显，牙本质生长线与牙本质小管垂直（图 3-12）。

（2）高倍镜观察：同前。

6. 牙体横切磨片

（1）低倍镜观察：观察釉板、釉丛、釉梭的分布与形态（注意区分釉梭和釉丛）（图 3-13），釉质生长线，褐色同心圆状排列，似树的年轮（图 3-14）。观察牙本质小管、球间牙本质、管间牙本质、管周牙本质的形态特点与分布。

（2）高倍镜观察：釉柱、釉板、釉丛、釉梭的位置形态特点同前，观察绞釉和直釉的分布特点。观察牙本质小管、球间牙本质、牙本质小管横断时的管间牙本质及管周牙本质的形态特点，管间牙本质位于管周牙本质之间的牙本质，管周牙本质为牙本质小管管壁，环形透明带（图3-15）。

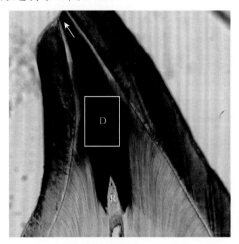

图3-11 修复性牙本质（R）和死区（D）
（纵断磨片）
箭头示磨损所致牙本质暴露

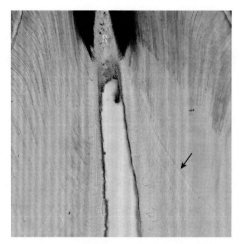

图3-12 继发性牙本质及牙本质生长线
（纵断磨片）
蓝箭头示继发性牙本质，黑箭头示牙本质生长线

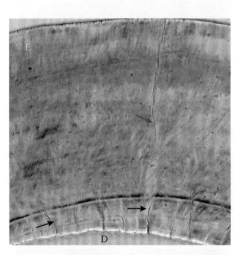

图3-13 釉梭、釉丛、釉板（牙横断磨片）
黑箭头示釉丛，蓝箭头示釉梭，红箭头示釉板
E：牙釉质；D：牙本质

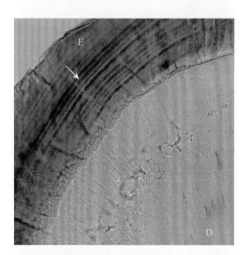

图3-14 釉质生长线，球间牙本质（牙横断磨片）
白箭头示釉质生长线，蓝箭头示球间牙本质
E：牙釉质；D：牙本质

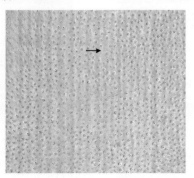

图3-15 牙本质小管横断面
蓝箭头示管周牙本质，黑箭头示管间牙本质

7. 牙髓

（1）低倍镜观察：观察脱钙切片中釉质是否存在；观察冠部及根部牙本质的轮廓，观察球间牙本质，牙本质小管、原发性牙本质、继发性牙本质、前期牙本质的形态分布及特点；观察髓室、髓角、根管的形态；观察成牙本质细胞、牙髓细胞（成纤维细胞）的分布，牙髓的分区、血管、神经分布；观察牙骨质层板及细胞。

（2）高倍镜观察：观察球间牙本质，牙冠部牙本质中可见深蓝紫染色的钙化小球间未被钙化的间质（图3-16）；前期牙本质位于成牙本质细胞和矿化牙本质之间，是一层尚未矿化的牙本质，前期牙本质与钙化牙本质交界的钙化前沿处可见蓝紫染色的钙化小球（图3-17）。成牙本质细胞：位于牙髓最外侧，单层细胞，呈栅栏状排列，紧邻前期牙本质，部分区域成牙本质细胞可见空泡性变，观察冠髓及根髓成牙本质细胞的特点；牙髓中的乏细胞层，紧邻成牙本质细胞层，细胞数量少，乏细胞层内层细胞密集为多细胞层（冠髓处明显）（图3-18）；牙髓内可见血管、神经及胶原纤维、成纤维细胞。牙骨质紧贴牙本质表面，为数层板层状结构，其内可见牙骨质细胞位于牙骨质基质陷窝内（图3-19）。

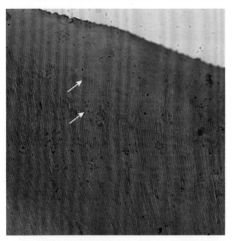

图 3-16　球间牙本质（箭头所示）

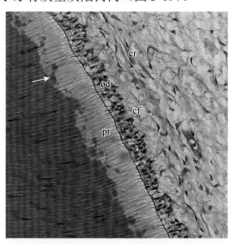

图 3-17　成牙本质细胞

白箭头示钙化小球，pr：前期牙本质；od：成牙本质细胞层；
cf：乏细胞层；cr：多细胞层

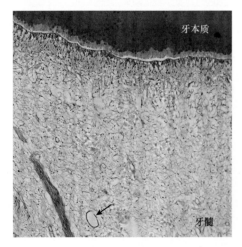

图 3-18　牙髓组织

蓝箭头示神经，黑箭头示血管

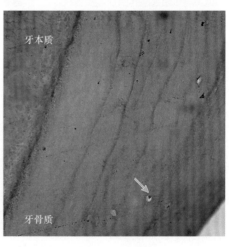

图 3-19　牙骨质

蓝箭头示牙骨质细胞

五、实验报告

绘制牙体组织纵断面及横断面镜下图，重点绘制以下结构的特点：牙釉质、釉柱、生长线、釉柱横纹、釉梭、釉丛、绞釉、釉牙本质界，牙本质小管、原发性牙本质、继发性牙本质、球间牙本质、托姆斯颗粒层、牙本质生长线，牙本质小管横断面中管周牙本质、管间牙本质及髓腔示意图，包括前期牙本质、成牙本质细胞、牙髓的乏细胞层、多细胞层、固有牙髓及血管、神经的分布。

六、练习题

（一）A1 型题

1. 成牙本质细胞突起被埋入釉质内形成的结构是（　　）

　　A. 釉丛　　B. 釉板　　C. 釉梭　　D. 釉柱　　E. 施雷格线

2. 绞釉是指釉柱（　　）

　　A. 近表面 1/2 较直，而内 1/2 弯曲　　B. 近表面 1/3 较直，而内 2/3 弯曲　　C. 近表面 2/3 较直，而内 1/3 弯曲　　D. 近表面 3/4 较直，而内 1/4 弯曲　　E. 近表面 1/4 较直，而内 3/4 弯曲

3. 在近髓端和近表面牙本质小管的数目比约为（　　）

　　A. 1∶1　　B. 1∶4　　C. 2.5∶1　　D. 1∶8　　E. 8∶1

4. 釉柱的直径平均为（　　）

　　A. 1～2μm　　B. 4～6μm　　C. 9～10μm　　D. 20～30μm　　E. 50～100μm

5. 因磨损、酸蚀或龋等较重的刺激，使成牙本质细胞突起变性、分解，小管内充满空气，形成（　　）

　　A. 修复性牙本质　　B. 第三期牙本质　　C. 透明牙本质　　D. 反应性牙本质　　E. 死区

6. 以下矿化程度最低的牙本质为（　　）

　　A. 管周牙本质　　B. 管间牙本质　　C. 球间牙本质　　D. 修复性牙本质　　E. 继发性牙本质

7. 牙骨质与骨组织的不同之处在于（　　）

　　A. 层板状排列　　B. 有陷窝　　C. 能新生　　D. 无血管　　E. 有细胞

8. 正常情况下，最易引起牙本质敏感症的牙釉质牙骨质界结构为（　　）

　　A. 少量牙骨质覆盖在牙釉质表面　　B. 多量牙骨质覆盖在牙釉质表面　　C. 牙釉质与牙骨质端端相接　　D. 牙釉质与牙骨质分离　　E. 牙釉质少许覆盖牙骨质

9. 构成牙齿主体的是（　　）

　　A. 釉质　　B. 牙本质　　C. 牙骨质　　D. 牙髓　　E. 牙周膜

10. 牙齿萌出后，不再具有生长和修复能力的是（　　）

　　A. 釉质　　B. 牙本质　　C. 牙骨质　　D. 牙髓　　E. 牙周膜

11. 生理情况下，牙齿发育完成以后形成的牙本质是（　　）

　　A. 原发性牙本质　　B. 继发性牙本质　　C. 修复性牙本质　　D. 球间牙本质　　E. 透明牙本质

12. 釉牙本质界弧形的凹面（　　）

　　A. 与釉质生长线平行　　B. 朝向牙本质　　C. 朝向釉质　　D. 与施雷格板平行　　E. 与釉板长轴平行

13. 釉质的洛氏硬度值为（　　）

　　A. 100KHN　　B. 340KHN　　C. 400KHN　　D. 500KHN　　E. 296KHN

14. 釉质新生线可见于（　　　）

　　A. 恒尖牙　　B. 恒切牙　　C. 前磨牙　　D. 第一恒磨牙　　E. 第二恒磨牙

15. 关于牙釉质描述哪项是错误的（　　　）

　　A. 覆盖牙冠部表面的一层硬组织　　B. 外观呈乳白色或淡黄色　　C. 矿化程度越低，牙釉质越透明　　D. 乳牙矿化程度比恒牙低　　E. 牙釉质的厚度因部位不同而异

（二）X 型题

1. 关于釉面横纹，下列描述不正确的是（　　　）

　　A. 牙釉质表面平行排列的凹纹　　B. 其深度可达牙釉质全层 1/2　　C. 在牙颈部尤为明显呈叠瓦状　　D. 是釉柱横纹移行到牙表面的部位　　E. 为牙节律性发育遗留的痕迹

2. 与牙釉质外观色泽有关的因素包括（　　　）

　　A. 牙釉质的矿化程度　　B. 牙釉质中的氟含量　　C. 牙釉质中碳酸盐含量　　D. 牙釉质的厚度　　E. 表层无釉柱牙釉质的厚度

3. 下列有关牙髓修复能力的说法，正确的是（　　　）

　　A. 牙髓有有限的修复再生的能力　　B. 牙髓受到非感染性的较轻的损伤时，修复良好　　C. 牙髓受到较重的感染时，也可实现完全修复　　D. 牙髓的修复能力主要依赖于未分化间充质细胞　　E. 牙髓可以实现完全的修复再生

4. 关于釉牙本质界，下列描述错误的是（　　　）

　　A. 来自上皮与外间充质两种不同矿化组织的界面　　B. 呈凹面向牙本质，凸面向牙釉质的一条弧线　　C. 电镜下两种组织的晶体相互混杂　　D. 此种交界形态有利于牙釉质的营养供应　　E. 此种交界形态可增加牙釉质行使功能时所受的剪切力

5. 成牙本质细胞间的连接复合体包括（　　　）

　　A. 桥粒　　B. 缝隙连接　　C. 紧密连接　　D. 半桥粒　　E. 锚定连接

（三）名词解释题

1. 修复性牙本质　　2. 管间牙本质　　3. 釉柱　　4. 绞釉
5. 死区　　6. 透明牙本质　　7. 托姆斯颗粒层　　8. 釉板

（四）简答题

1. 固有牙髓中包括哪些细胞成分？
2. 简述无釉柱牙釉质的定义、形成及临床意义。
3. 简述牙釉质与牙骨质交界方式的临床意义。

七、练习题参考答案

（一）A1 型题

1. C　2. B　3. C　4. B　5. E　6. C　7. D　8. D　9. B　10. A　11. B　12. C　13. E　14. D　15. C

（二）X 型题

1. BD　2. AD　3. ABD　4. BE　5. ABC

（三）名词解释题

1. 修复性牙本质：牙齿受到生理或病理刺激，如釉质表面磨损、酸蚀、龋病时，其深部牙本质小管会暴露，邻近的成牙本质细胞受刺激后发生变性，牙髓中的未分化细胞取代变性细胞

而分化成为牙本质细胞，在其相对的髓腔壁上形成新的牙本质以保护牙髓，此种新形成的牙本质称为修复性牙本质。修复性牙本质中牙本质小管的数目少而弯曲，有些区域仅有少数小管或不含小管。

2. 管间牙本质：分布于牙本质小管与小管之间的大部分区域，构成了牙本质的主体，其矿化程度较管周牙本质低。

3. 釉柱：釉质的基本结构，釉柱是细长的柱状结构，起自釉牙本质界，呈放射状贯穿釉质全层甚至牙表面。

4. 绞釉：釉柱自釉牙本质界至牙表面的行程并不完全呈直线，近表面 1/3 较直，而内 2/3 弯曲，在牙切缘及牙尖处绞绕弯曲更为明显，称为绞釉。

5. 死区：是因磨损、酸蚀或龋等较重的刺激，使小管内的成牙本质细胞突起逐渐变性、分解、小管内充满空气所致。

6. 透明牙本质：又称硬化牙本质，当牙本质在受到磨损和较缓慢发展的龋刺激后，可引起牙本质小管内的成牙本质细胞突起发生变性，变性后有矿物盐沉着而矿化封闭小管，阻止外界刺激传入牙髓，其管周的胶原纤维也可发生变性。由于其小管和周围间质的折光率没有明显差异，故在磨片上呈透明状而称之为透明牙本质。

7. 托姆斯颗粒层：在牙纵切片中见根部牙本质透明层的内侧有一层颗粒状的为矿化区称托姆斯颗粒层。

8. 釉板：是垂直于牙面的薄层板状结构，可以贯穿整个釉质的厚度，在磨片中观察呈裂隙状结构。

（四）简答题

1. 固有牙髓中包括哪些细胞成分？

【解答】牙髓中央区细胞分布比较均匀，称固有牙髓或髓核，含丰富的血管和神经。其中细胞主要包括：①牙髓细胞，即成纤维细胞，牙髓中最多，可分化为新的成纤维细胞或成牙本质细胞。②巨噬细胞和未分化间充质细胞，巨噬细胞在成纤维细胞更新时，吞噬死亡的细胞，也在炎症时发挥作用；未分化间充质细胞，常位于血管周围处，为储备细胞，受刺激时可分化为成牙本质细胞、成纤维细胞及巨噬细胞。③树突状细胞：常常有 3 个以上的细胞质突起，在功能上属抗原呈递细胞。④淋巴细胞：是牙髓中主要的免疫反应细胞。

2. 简述无釉柱牙釉质的定义、形成及临床意义。

【解答】无釉柱牙釉质分布于牙釉质表层和最深层约 20～100μm 的区域，磨片上呈均质透亮带，电镜下可见其中的晶体呈相互平行并与牙表面垂直排列；牙齿发育时，成釉细胞分泌牙釉质大部分是通过 Tomes 突分泌，Tomes 突不同部位分泌出的牙釉质中晶体方向不同，所以形成釉柱结构，但在分泌初期 Tomes 突尚未形成时和末期 Tomes 突退缩后，通过平面分泌了两薄层牙釉质，其中晶体方向一致，相互平行；无釉柱牙釉质中晶体排列方向一致，酸蚀处理时表面积变化不理想，不能达到增加固位力的目的，因此对无釉柱牙釉质进行酸蚀处理时要适当延长时间。

3. 简述牙釉质与牙骨质交界方式的临床意义。

【解答】牙釉质与牙骨质重叠的方式可双重覆盖深部的牙本质，较好的起到保护作用；牙釉质与牙骨质端端相接的方式也使牙本质表面被覆盖而不暴露，而牙骨质与牙釉质不连接的交界方式，使该处牙本质暴露，一旦牙龈退缩，则会出现牙本质过敏。

实 验 四 牙 周 组 织

一、实验目的

1. 掌握牙龈的组织学特点；牙龈和牙体附着的关系；牙周膜主纤维束排列及走行特点；牙槽骨的组织结构和生物学特性。

2. 熟悉牙龈部分纤维束的排列及走行方向；牙周膜中各种细胞的分布及形态。

3. 了解牙龈、牙周膜和牙槽骨生物学特点的临床意义。

二、实验内容

1. 观看牙周组织幻灯片。

2. 观察牙体牙周组织联合切片。

三、实验用品

光学显微镜、牙体牙周组织联合切片、多媒体系统、数字切片库、牙周组织的幻灯片。

四、方法和步骤

1. 牙周组织幻灯片

（1）牙龈的组织结构。

（2）牙周膜的组织结构和功能。

（3）牙槽骨的组织结构和生物学特性。

2. 牙体牙周组织联合切片一

（1）低倍镜观察：辨认牙龈的组织结构特点：牙龈上皮为复层鳞状上皮（图4-1）；龈沟上皮位于游离龈边缘，为复层鳞状上皮，上皮钉突细而长；黏膜固有层由致密的结缔组织构成，可见血管扩张充血和炎症细胞浸润（图4-1）。辨认牙周膜主纤维束的排列和分布方向：①牙槽嵴组：起自釉牙骨质界下方的牙骨质，止于牙槽嵴顶，分布在牙的唇（颊）侧，舌（腭）侧；②水平组：起于牙骨质止于牙槽骨，水平方向走行，位于牙槽嵴组的下方（图4-2）；③斜行组：除牙颈部和根尖区外，均为斜行组分布的区域，起于牙骨质止于

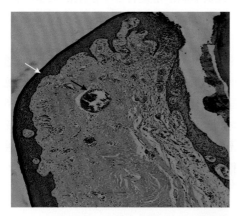

图4-1　牙龈上皮、龈沟上皮（HE，低倍镜）

牙龈上皮为复层鳞状上皮（白箭头示），龈沟上皮位于游离龈边缘，为复层鳞状上皮，上皮钉突细而长（红箭头示），固有层可见血管扩张充血（黑箭头示）

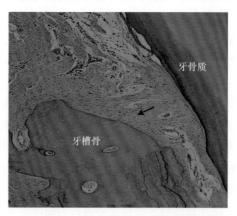

图4-2　水平组（HE，低倍镜）

起于牙骨质止于牙槽骨，水平方向走行（黑箭头示）

牙槽骨，位于水平组下方（图4-3）；④根尖组：起于根尖区牙骨质，放射状止于根尖区牙槽（图4-4）。辨认固有牙槽骨中的层板骨、束状骨、哈弗斯系统及骨松质的骨小梁及骨髓。固有牙槽骨衬于牙槽窝内壁，可见大量平行排列的骨板，邻近牙周膜侧有穿通纤维埋入，邻近骨髓侧有环形骨板和哈弗斯系统（图4-5）；固有牙槽骨向外可见由骨小梁和骨髓组成的骨松质（4-6）。

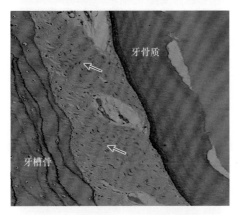

图4-3 斜行组（HE，低倍镜）
起于牙骨质，止于牙槽骨，位于水平组下方（红箭头示）。
斜行组为分布最广的一组纤维

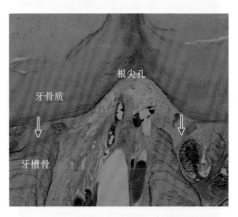

图4-4 根尖组（HE，低倍镜）
起于根尖区牙骨质，止于根尖周围的牙槽骨（红箭头示）

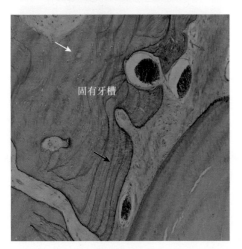

图4-5 固有牙槽骨（HE，低倍镜）
大量平行排列的骨板（黑箭头示），邻近牙周膜侧有穿通纤维埋入（红箭头示），邻近骨髓侧有环形骨板和哈弗斯系统（白箭头示）

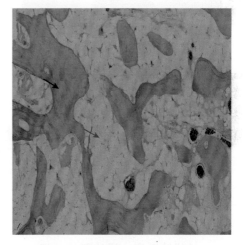

图4-6 骨松质（HE，低倍镜）
由骨小梁（黑箭头示）和骨髓（红箭头示）组成

（2）高倍镜观察：进一步观察牙龈上皮组织结构，牙龈上皮为不全角化（图4-7）；龈沟上皮无角化，固有层可见以淋巴细胞为主的慢性炎细胞浸润（图4-8）。牙周膜中有大量成纤维细胞沿纤维束长轴排列；在邻近牙骨质一侧有成牙骨质细胞，细胞平铺在根面上，呈扁平或立方状，胞核圆或卵圆形；在邻近牙槽骨表面有成骨细胞，细胞呈立方状，胞核大，细胞质嗜碱性（图4-9）。同时可见牙骨质小体呈单个圆形钙化团块游离于牙周膜中（图4-10）。

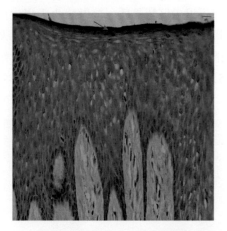

图 4-7　牙龈上皮（HE，高倍镜）

牙龈上皮不全角化（红箭头示）

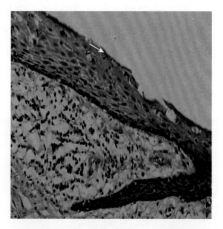

图 4-8　龈沟上皮（HE，高倍镜）

龈沟上皮无角化（白箭头示），固有层有淋巴细胞浸润（红箭头示）

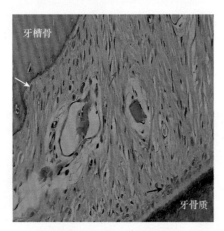

图 4-9　成纤维细胞、成牙骨质细胞、成骨细胞（HE，高倍镜）

成纤维细胞沿纤维束长轴排列（红箭头示），邻近牙骨质一侧可见成牙骨质细胞（黑箭头示），邻近牙槽骨表面可见成骨细胞（白箭头示）

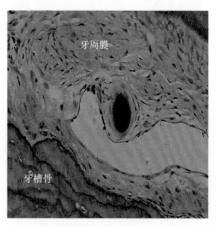

图 4-10　牙骨质小体（HE，高倍镜）

牙骨质小体（红箭头示）呈单个圆形钙化团块游离于牙周膜中

3. 牙体牙周组织联合切片二

（1）低倍镜观察：辨认牙龈的组织结构特点：牙龈上皮为复层鳞状上皮（牙颈部，蓝紫色为牙石样结构），上皮钉突增生体积增大（左侧上皮不完整，部分区域可见棘细胞层细胞数量明显增加，右侧游离龈处上皮及部分附着龈上皮增生，钉突体积增大）（图 4-11，图 4-12）；龈沟上皮位于游离龈边缘，该处黏膜有糜烂，钉突细而长并连接成网状（炎症刺激），黏膜固有层可见血管扩张充血，炎细胞浸润（图 4-13）；结合上皮自龈沟底开始附着在牙骨质表面，右侧结合上皮可见钉突形成（炎症刺激引起）（图 4-13）。辨认牙龈主纤维束的排列和分布方向：①龈牙组：（观察切片右侧）纤维（嗜伊红染色，纤维间隔可见灶性炎细胞浸润）自牙颈部牙骨质向牙冠方向散开，止于游离龈和附着龈的固有层（图 4-14）；②牙槽龈组：自牙槽嵴向牙冠方向展开，止于游离龈和附着龈的固有层；③环形组：呈环形排列，位于游离龈固有层中（图 4-14）；④牙骨膜组：自牙颈部牙骨质，越过牙槽突外侧皮层骨骨膜（图 4-14）。牙周膜主纤维束与牙槽骨观察要点同前。

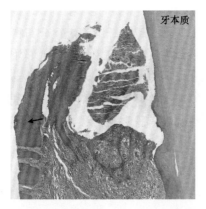

图 4-11 左侧牙龈上皮（HE，低倍镜）

上皮不完整，部分区域可见棘细胞层细胞数量明显增加
（黑箭头示）

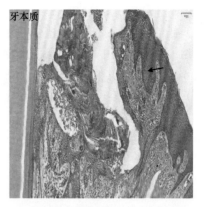

图 4-12 右侧牙龈上皮（HE，低倍镜）

游离龈处上皮及部分附着龈上皮增生，钉突体积增大
（黑箭头示）

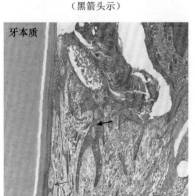

图 4-13 龈沟上皮、结合上皮（HE，低倍镜）

龈沟上皮钉突细而长并连接成网状（黑箭头示），结合上皮
可见钉突形成（红箭头示）

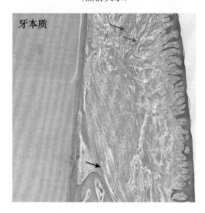

图 4-14 龈牙组、环形组、牙骨膜组
（HE，低倍镜）

龈牙组（红箭头示）、环形组（黄箭头示）、牙骨膜组
（黑箭头示）

（2）高倍镜观察：进一步观察牙龈上皮组织结构，牙龈上皮表面角化或不全角化（图 4-15）；龈沟上皮与结合上皮无角化，黏膜固有层可见血管扩张充血，炎细胞浸润（可见中性粒细胞及单核细胞浸润）（图 4-16）。牙周膜中成纤维细胞、成牙骨质细胞、成骨细胞等观察要点同前。

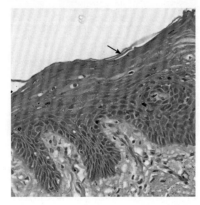

图 4-15 牙龈上皮（HE，高倍镜）

表面角化或不全角化，以不全角化多见（黑箭头示）

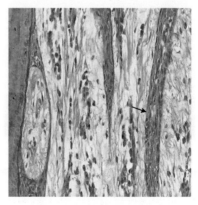

图 4-16 龈沟上皮、结合上皮（HE，高倍镜）

龈沟上皮（黑箭头示）与结合上皮（红箭头示）无角化，固
有层炎细胞浸润（黄箭头示）

4. 牙体牙周组织联合切片三

（1）低倍镜观察：辨认牙槽骨和牙釉质间隙；辨认牙龈越隔纤维的走行分布特点，牙龈越隔组：横跨牙槽中隔，连接两个相邻牙，起于结合上皮根方的牙骨质止于邻牙相同部位（图4-17）；牙龈其他组织成分、牙周膜、牙槽骨的观察要点同前。

（2）高倍镜观察：观察Malassez上皮剩余和牙骨质小体。在邻近牙骨质的纤维间隙中可见Malassez上皮剩余，为小的上皮条索或上皮团块，细胞体积较小，立方或椭圆形，细胞质少，嗜碱性染色，位于血管旁；同时可见牙骨质小体呈单个圆形钙化团块游离于牙周膜中（图4-18）。牙周膜中成纤维细胞、成牙骨质细胞、成骨细胞等观察要点同前。

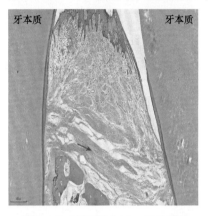

图4-17 越隔组（HE，低倍镜）

纤维横跨牙槽中隔，起于结合上皮根方的牙骨质止于邻牙相同部位（红箭头示）

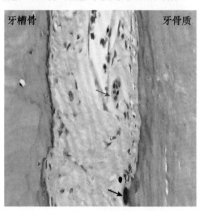

图4-18 Malassez上皮剩余、牙骨质小体
（HE，高倍镜）

Malassez上皮剩余（红箭头示），牙骨质小体（黑箭头示）

5. 牙体牙周组织联合切片四

（1）低倍镜观察：观察牙槽嵴组和根间组的排列和分布方向，①牙槽嵴组：起自釉牙骨质界下方的牙骨质，止于牙槽嵴顶，分布在牙的唇（颊）侧，舌（腭）侧（图4-19）；②根间组：起自根分叉处牙根间骨隔顶，呈放射状止于根分叉处的牙骨质，仅存在于多根牙各根之间（图4-20）。牙周膜其他主纤维束、牙龈、牙槽骨观察要点同前。

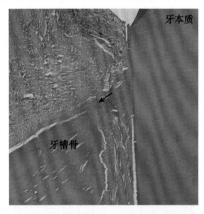

图4-19 牙槽嵴组（HE，低倍镜）

起自釉牙骨质界下方的牙骨质，止于牙槽嵴顶（黑箭头示）

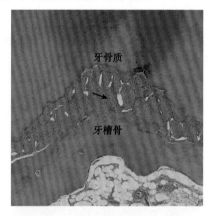

图4-20 根间组（HE，低倍镜）

起自根分叉处牙根间骨隔顶，止于根分叉处的牙骨质（黑箭头示）

（2）高倍镜观察：进一步观察根间组纤维，同时在骨吸收陷窝内可见破骨细胞，为多核巨细胞，细胞质嗜酸性，红染（图4-21）；牙周膜中成纤维细胞、成牙骨质细胞、成骨细

胞等观察要点同前。

6. 牙体牙周组织联合切片五

（1）低倍镜观察：观察牙龈越隔组纤维、牙周膜水平组、斜行组、根尖组纤维的排列及分布方向（图4-22，4-23）；固有牙槽骨中的束状骨、层板骨及哈弗斯系统的结构。

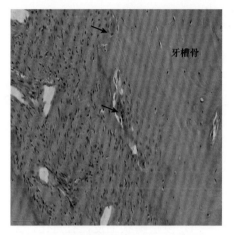

图 4-21　破骨细胞（HE，高倍镜）

在骨吸收陷窝内可见破骨细胞，为多核巨细胞，细胞质嗜酸性（黑箭头示）

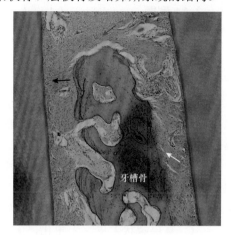

图 4-22　越隔组、水平组、斜行组

（HE，低倍镜）

越隔组（红箭头）、水平组（黑箭头）、斜行组（白箭头）

（2）高倍镜观察：进一步观察越隔组纤维、牙周膜水平组、斜行组、根尖组纤维的排列及分布方向；牙周膜中成纤维细胞、成牙骨质细胞、成骨细胞、破骨细胞等观察要点同前（图4-24）。

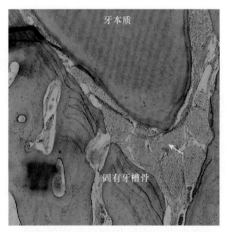

图 4-23　根尖组（HE，低倍镜）

根尖组（黄箭头）

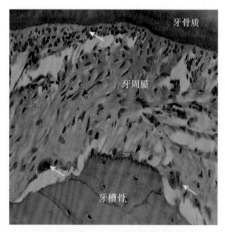

图 4-24　成纤维细胞、成骨细胞、成牙骨质细胞、破骨细胞（HE，高倍镜）

成纤维细胞（黑箭头）、成骨细胞（红箭头）、成牙骨质细胞（白箭头）、破骨细胞（黄箭头）

五、实验报告

绘出牙周组织结构模式图（前牙唇舌向），重点绘制以下结构的特点：龈沟、牙龈上皮、龈沟上皮、结合上皮、牙龈固有层纤维的龈牙组、环形组、牙骨膜组、牙槽龈组；牙周膜纤维束中的牙槽嵴组、水平组、斜行组、根尖组；牙周膜中的各种细胞（成纤维细胞、成牙骨质细胞、成骨细胞、破骨细胞）和牙周上皮剩余；固有牙槽骨（含束骨）、穿通纤维、哈弗斯系统、骨密质、骨松质。

六、练习题

（一）A1 型题

1. 牙周支持组织不包括（　　）

A. 牙髓　　B. 牙骨质　　C. 牙周膜　　D. 牙槽骨　　E. 牙龈

2. 正常结合上皮的组织学特点是（　　）

A. 正角化，有上皮钉突　　B. 不全角化，有上皮钉突　　C. 无角化，无上皮钉突　　D. 无角化，有上皮钉突　　E. 不全角化，无上皮钉突

3. 结合上皮与牙面连接的方式是（　　）

A. 桥粒连接　　B. 半桥粒连接　　C. 紧密连接　　D. 缝隙连接　　E. 镶嵌连接

4. 龈沟上皮的组织学特点是（　　）

A. 单层柱状上皮，无角化，无上皮钉突　　B. 假复层柱状上皮，无角化，有上皮钉突　　C. 复层鳞状上皮，无角化，无上皮钉突　　D. 复层鳞状上皮，有角化，无上皮钉突　　E. 复层鳞状上皮，无角化，有上皮钉突

5. 健康牙龈的龈沟正常深度为（　　）

A. <2mm　　B. 0.5～3.0mm　　C. 3.1～4.0mm　　D. 4.1～5.0mm　　E. >5.1mm

6. 牙龈中纤维最多的一组是（　　）

A. 龈牙组　　B. 牙槽龈组　　C. 牙骨膜组　　D. 环形组　　E. 越隔组

7. 牙周膜最薄处位于（　　）

A. 牙根颈 1/3　　B. 牙根中 1/3　　C. 牙根尖 1/3　　D. 根尖处　　E. 以上均错

8. 以下哪种细胞不是牙周膜中的细胞成分（　　）

A. 成骨细胞　　B. 成纤维细胞　　C. 成牙骨质细胞　　D. 破骨细胞　　E. 成牙本质细胞

9. 牙周膜中数目最多、力量最强大的是（　　）

A. 牙槽嵴组　　B. 水平组　　C. 斜行组　　D. 根尖组　　E. 根间组

10. 牙周膜的主纤维中只存在于磨牙根分叉之间的是（　　）

A. 牙槽嵴组　　B. 水平组　　C. 斜行组　　D. 根尖组　　E. 根间组

11. 当受到炎症刺激时，可增殖为颌骨囊肿和牙源性肿瘤的牙周膜细胞是（　　）

A. 成牙骨质细胞　　B. 成纤维细胞　　C. 成骨细胞　　D. Malassez 上皮剩余　　E. 破骨细胞

12. 将牙齿悬吊在牙槽窝内，使牙齿承受的咀嚼压力转变为牵引力，均匀分散到牙槽骨上的牙周纤维称为（　　）

A. 牙槽嵴组　　B. 水平组　　C. 斜行组　　D. 根尖组　　E. 根间组

13. 下列关于牙槽骨的生物学特性说法错误的是（　　）

A. 高度可塑性组织　　B. 随牙齿的生长、发育而变动　　C. 随牙齿的移动而改建　　D. 牙齿缺失后会吸收　　E. 受到压力时会增生

14. 关于固有牙槽骨不正确的是（　　）

A. 衬于牙槽窝的内壁　　B. 又称筛状板　　C. 属于束状骨　　D. X 线上称硬骨板　　E. X 线片上可见围绕牙根的黑色透光带

15. 关于结合上皮描述错误的是（　　　）

A. 牙龈上皮附着在牙齿表面，从龈沟底开始，向根尖方向附着在牙釉质或牙骨质的表面　　B. 上皮呈扁平状，无上皮钉突　　C. 是不全角化的鳞状上皮　　D. 电镜下，细胞间的桥粒比牙龈其他区域的上皮少，细胞外间隙增大　　E. 是未成熟的分化低的上皮

（二）X 型题

1. 牙周膜内的细胞有（　　　）

A. 成纤维细胞　　B. 成牙骨质细胞　　C. 成骨细胞　　D. 破骨细胞　　E. 未分化间充质细胞

2. 维持牙齿直立的力量有（　　　）

A. 牙槽嵴组　　B. 水平组　　C. 斜行组　　D. 根尖组　　E. 根间组

3. 牙槽骨增龄性变化包括（　　　）

A. 牙槽嵴高度降低　　B. 骨密度逐渐降低　　C. 骨吸收活动大于骨的形成　　D. 牙槽窝骨壁细胞数量不变　　E. 骨髓仍为红骨髓

4. 牙周膜的增龄性变化包括（　　　）

A. 胶原纤维增多，直径增大，细胞成分减少　　B. 牙周膜厚度变薄　　C. 结合上皮附着水平不变　　D. 基质形成减少　　E. 牙龈逐渐退缩

5. 关于牙周膜的功能叙述正确的是（　　　）

A. 有丰富的神经和末梢感受器　　B. 调节和缓冲咀嚼压力　　C. 其中血管只营养牙周膜本身　　D. 自我更新和改建　　E. 对牙齿有支持作用

（三）名词解释

1. 游离龈　　2. 龈谷　　3. 结合上皮　　4. 牙周韧带
5. Malassez 上皮剩余　　6. 成牙骨质细胞　　7. 牙槽突　　8. 筛状板

（四）简答题

1. 简述牙龈上皮、龈沟上皮、结合上皮的组织结构特点。
2. 简述牙周膜中主纤维的分组及其功能。
3. 简述牙槽骨的生物学特性及临床意义。

七、练习题参考答案

（一）A1 型题

1. A　2. C　3. B　4. E　5. B　6. A　7. B　8. E　9. C　10. E　11. D　12. C　13. E　14. E　15. C

（二）X 型题

1. ABCDE　2. AB　3. ABC　4. ABDE　5. ABDE

（三）名词解释题

1. 游离龈：牙龈呈袖口样围绕在牙颈周围，不与牙面附着的边缘部分。
2. 龈谷：后牙颊侧和舌（腭）侧的龈乳头顶端位置高，在牙邻面接触点下相互连接处低平、凹下似山谷，故称为龈谷。
3. 结合上皮：牙龈上皮附着于牙表面的一条带状上皮，从龈沟底开始，向根尖方向延续，紧密附着在釉质或牙骨质的表面，正常时既无角化，也无上皮钉突。
4. 牙周韧带：牙周膜又称为牙周韧带，是连接牙骨质与牙槽骨之间的致密结缔组织，在根中

1/3 最薄，随着年龄的增加其厚度逐渐减小。

5. Malassez 上皮剩余：在牙周膜中，邻近牙骨质的纤维间隙中可见到小的上皮条索或上皮团，与牙根表面平行排列，这是牙根发育期间上皮根鞘残留下的上皮细胞。

6. 成牙骨质细胞：分布于邻近牙骨质表面的牙周膜中，静止期细胞扁平，平铺在牙根表面，胞核圆形或卵圆形，主要功能是形成牙骨质。

7. 牙槽突：是指上下颌骨包围和支持牙根的那部分骨组织。

8. 筛状板：固有牙槽骨是一层多孔的骨板，因此又称为筛状板。

（四）简答题

1. 简述牙龈上皮、龈沟上皮、结合上皮的组织结构特点。

【解答】①牙龈上皮：覆盖于游离龈、附着龈及牙间乳头外表面的上皮部分。上皮层为复层鳞状上皮，表面多为不全角化，上皮钉突多而细长，较深地插入固有层中，使上皮与固有层的连接更为牢固。②龈沟上皮：牙龈上皮在游离龈的边缘，转向内侧覆盖龈沟壁，形成龈沟上皮。该上皮是无角化的复层鳞状上皮，有上皮钉突，在龈沟底与结合上皮有明显分界。③结合上皮：是牙龈上皮附着于牙表面的一条带状上皮，从龈沟底开始，向根尖方向延续，紧密附着在釉质或牙骨质的表面。该上皮是无角化的复层鳞状上皮，在龈沟底部较厚，向根尖方向逐渐变薄，细胞长轴与牙面长轴平行，无上皮钉突。但是，如果受到刺激，可出现增生的上皮钉突并伸入到结缔组织中。

2. 简述牙周膜中主纤维的分组及其功能。

【解答】①牙槽嵴组：将牙向牙槽窝内牵引，对抗侧方力，保持牙直立；②水平组：维持牙直立的主要力量，与牙槽嵴组纤维共同对抗侧方力，防止牙侧方移动；③斜行组：将牙齿悬吊于牙槽窝内，将牙承受的咀嚼压力转变为牵引力，并均匀分散到牙槽骨上，同时可以限制牙的转动；④根尖组：具有固定根尖，保护进出根尖孔的血管和神经；⑤根间组：固定根尖，防止牙根向冠方移动。

3. 简述牙槽骨的生物学特性及临床意义。

【解答】①牙槽骨的生物学特性：牙槽骨是高度可塑性组织，具有受压力被吸收，受牵引力会增生的特性，一般情况下吸收与新生保持动态平衡。②临床意义：临床上正畸治疗就是利用此特性，通过施加一定强度压力于牙上，经过一定时间后，受压侧骨质吸收，牙的位置随之移动，而相对应的受牵引侧则骨质增生，以补偿牙移动后所留下的位置。

实验五　口腔黏膜

一、实验目的

1. 掌握口腔黏膜的基本结构特点，咀嚼黏膜和被覆黏膜的差别。

2. 熟悉各部位口腔黏膜的结构特点。

二、实验内容

1. 观看口腔黏膜的幻灯片。

2. 观察硬腭黏膜、颊黏膜、唇、舌乳头切片。

三、实验用品

光学显微镜、多媒体系统、切片、数字切片库、口腔黏膜的幻灯片。

四、方法和步骤

1. 口腔黏膜的幻灯片

（1）口腔黏膜基本组织结构。

（2）口腔黏膜的分类及结构特点。

（3）口腔黏膜的功能增龄变化。

2. 硬腭黏膜（一）切片

（1）低倍镜观察：硬腭黏膜根据有无黏膜下层分为牙龈区、中间区、脂肪区和腺区。腺区和脂肪区的硬腭黏膜由上皮层、固有层和黏膜下层构成，黏膜下层含有纯黏液腺（图 5-1），牙龈区和中间区的硬腭黏膜由上皮层和固有层构成（图 5-2）。

（2）高倍镜观察：硬腭黏膜上皮层由表及里分为角化层、颗粒层、棘层和基底层，角化层为正角化，颗粒层明显（图 5-3）。基底层位于上皮深面，是一层立方形或矮柱状细胞，棘层位于基底层浅层，由体积较大的多边形细胞组成，胞核圆形或卵圆形，细胞之间可见有许多棘刺状突起相连，即细胞间桥（图 5-4）。

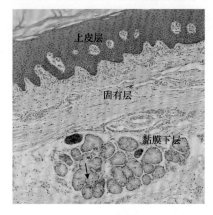

图 5-1 硬腭黏膜 1

腺区和脂肪区的硬腭黏膜由上皮层、固有层和黏膜下层构成，黏膜下层含有纯黏液腺（箭头所示）

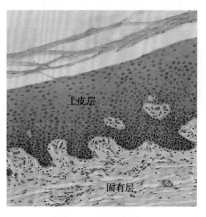

图 5-2 硬腭黏膜 2

牙龈区和中间区的硬腭黏膜由上皮层和固有层构成

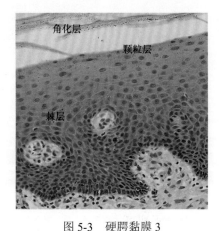

图 5-3 硬腭黏膜 3

硬腭黏膜上皮层由表及里分为角化层、颗粒层、棘层和基底层，角化层为正角化，颗粒层明显

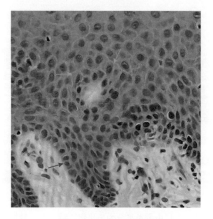

图 5-4 硬腭黏膜 4

基底层（红箭头所示）位于上皮深面，是一层立方形或矮柱状细胞，棘层位于基底层浅层，由体积较大的多边形细胞组成，胞核圆形或卵圆形，细胞之间可见有许多棘刺状突起相连，即细胞间桥（绿箭头所示）

3. 硬腭黏膜（二）切片

（1）低倍镜观察：腺区和脂肪区的硬腭黏膜由上皮层、固有层和黏膜下层构成，黏膜下层含有纯黏液腺和脂肪（图 5-5、图 5-6）。

（2）高倍镜观察：硬腭黏膜上皮层由表及里分为角化层、颗粒层、棘层和基底层，角化层位于上皮最表层，由数层排列紧密的细胞构成，细胞扁平，体积大，细胞器及细胞核消失为正角化，颗粒层位于角化层深面，由 2～3 层细胞组成，正角化时颗粒层明显（图 5-7）。基底层位于上皮深面，是一层立方形或矮柱状细胞，棘层位于基底层浅层，由体积较大的多边形细胞组成，胞核圆形或卵圆形，细胞之间可见有许多棘刺状突起相连，即细胞间桥（图 5-8）。

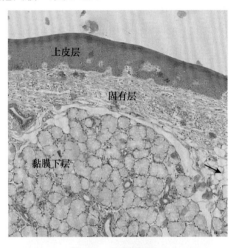

图 5-5　硬腭黏膜 5

腺区和脂肪区的硬腭黏膜由上皮层、固有层和黏膜下层构成，黏膜下层含有纯黏液腺（绿箭头所示）和脂肪（黑箭头所示）

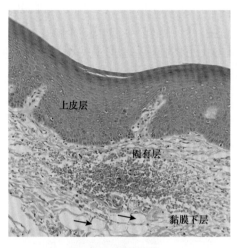

图 5-6　硬腭黏膜 6

腺区和脂肪区的硬腭黏膜由上皮层、固有层和黏膜下层构成，黏膜下层含有脂肪（箭头所示）

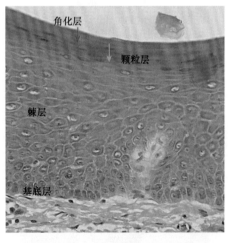

图 5-7　硬腭黏膜 7

硬腭黏膜上皮层由表及里分为角化层、颗粒层、棘层和基底层，角化层（红箭头所示）位于上皮最表层，由数层排列紧密的细胞构成，细胞扁平，体积大，细胞器及细胞核消失为正角化，颗粒层（绿箭头所示）位于角化层深面，由 2～3 层细胞组成，正角化时颗粒层明显

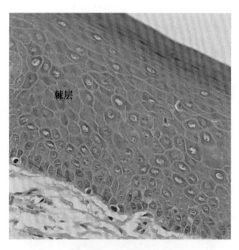

图 5-8　硬腭黏膜 8

基底层（红箭头所示）位于上皮深面，是一层立方形或矮柱状细胞，棘层位于基底层浅层，由体积较大的多边形细胞组成，胞核圆形或卵圆形，细胞之间可见有许多棘刺状突起相连，即细胞间桥（绿箭头所示）

4. 颊黏膜（一）切片

（1）低倍镜观察：颊黏膜由上皮层、固有层、黏膜下层构成，固有层结缔组织较致密，黏膜下层较厚，脂肪较多，有较多的小唾液腺称为颊腺。颊黏膜借黏膜下层附着于颊肌上（图 5-9、图 5-10）。

（2）高倍镜观察：颊黏膜上皮为无角化复层鳞状上皮，固有层为致密结缔组织，黏膜下层较厚，颊黏膜上皮由表及里分为表层、中间层、棘层和基底层（图 5-11）。基底层位于上皮深面，是一层立方形或矮柱状细胞，棘层位于基底层浅层，细胞体积大，细胞间桥不明显，中间层为棘层和表层的过渡，表层细胞扁平，有细胞核（图 5-12）。

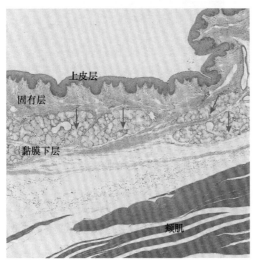

图 5-9　颊黏膜 1

颊黏膜由上皮层、固有层、黏膜下层构成，固有层结缔组织较致密，黏膜下层较厚，脂肪较多，有较多的小唾液腺称为颊腺（红箭头所示）、颊黏膜借黏膜下层附着于颊肌上

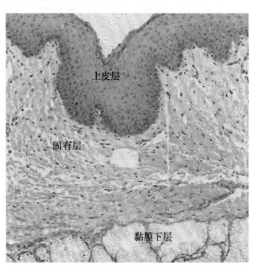

图 5-10　颊黏膜 2

颊黏膜由上皮层、固有层、黏膜下层构成，固有层结缔组织较致密，黏膜下层较厚

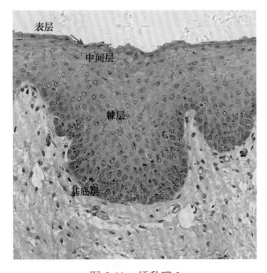

图 5-11　颊黏膜 3

颊黏膜上皮为无角化复层鳞状上皮，固有层为致密结缔组织，黏膜下层较厚，颊黏膜上皮由表及里分为表层（红箭头所示）、中间层（绿箭头所示）、棘层和基底层

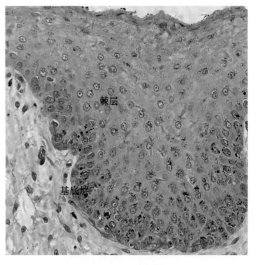

图 5-12　颊黏膜 4

基底层（红箭头所示）位于上皮深面，是一层立方形或矮柱状细胞，棘层位于基底层浅层，细胞体积大，细胞间桥不明显，中间层为棘层和表层的过渡，表层细胞扁平，有细胞核

5. 颊黏膜（二）切片

（1）低倍镜观察：颊由外侧皮肤、内侧颊黏膜和颊肌组成（图5-13），颊黏膜上皮为无角化复层鳞状上皮，固有层结缔组织较致密，黏膜下层较厚，借黏膜下层附着于颊肌上（图5-14）。

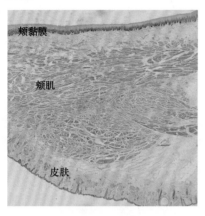

图 5-13　颊黏膜 5
颊由外侧皮肤、内侧颊黏膜和颊肌组成

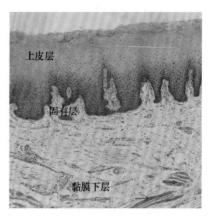

图 5-14　颊黏膜 6
颊黏膜上皮为无角化复层鳞状上皮，固有层结缔组织较致密，黏膜下层较厚，借黏膜下层附着于颊肌（红箭头所示）上

（2）高倍镜观察：颊黏膜上皮由表及里分为表层、中间层、棘层和基底层（图5-15）。基底层位于上皮深面，是一层立方形或矮柱状细胞，棘层位于基底层浅层，细胞体积大，细胞间桥不明显（图5-16）。

6. 唇黏膜（一）切片

（1）低倍镜观察：唇由外侧皮肤、内侧黏膜和唇红组成，唇黏膜上皮为无角化复层鳞状上皮，固有层为致密结缔组织，黏膜下层较厚（图5-17）。唇红上皮有角化，固有层乳头狭长（图5-18）。

（2）高倍镜观察：唇黏膜由表及里分为表层、中间层、棘层和基底层（图5-19）。唇红部固有层乳头中含有毛细血管袢（图5-20）。

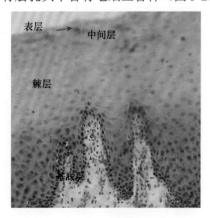

图 5-15　颊黏膜 7
颊黏膜上皮由表及里分为表层（红箭头所示）、中间层（绿箭头所示）、棘层和基底层

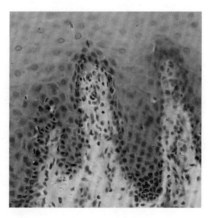

图 5-16　颊黏膜 8
基底层（红箭头所示）位于上皮深面，是一层立方形或矮柱状细胞，棘层位于基底层浅层，细胞体积大，细胞间桥不明显

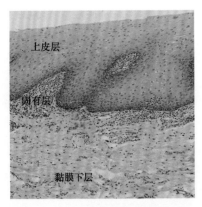

图 5-17　唇黏膜 1

唇黏膜上皮为无角化复层鳞状上皮，固有层为致密结缔组织，黏膜下层较厚，含有小唾液腺

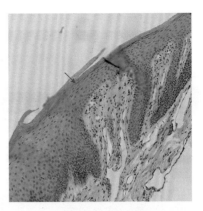

图 5-18　唇红 1

唇红上皮有角化（红箭头所示），固有层乳头（绿箭头所示）狭长

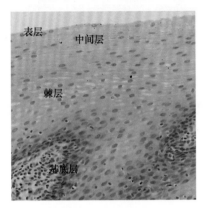

图 5-19　唇黏膜 2

唇黏膜由表及里分为表层、中间层、棘层和基底层

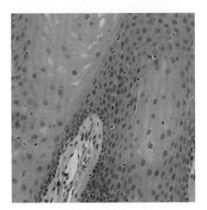

图 5-20　唇红 2

唇红部固有层乳头中含有毛细血管袢（红箭头所示）

7. 唇黏膜（二）切片

（1）低倍镜观察：唇由外侧皮肤、内侧黏膜和唇红组成，唇黏膜上皮为无角化复层鳞状上皮，固有层为致密结缔组织，黏膜下层较厚，含有小唾液腺（图 5-21）。唇红上皮有角化，固有层乳头狭长（图 5-22）。

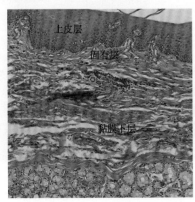

图 5-21　唇黏膜 3

唇黏膜上皮为无角化复层鳞状上皮，固有层为致密结缔组织，黏膜下层较厚，含有小唾液腺

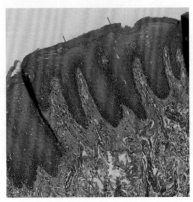

图 5-22　唇红 3

唇红上皮有角化（红箭头所示），固有层乳头（绿箭头所示）狭长

（2）高倍镜观察：唇黏膜由表及里分为表层、中间层、棘层和基底层（图 5-23）。唇红部固有层乳头中含有毛细血管袢（图 5-24）。

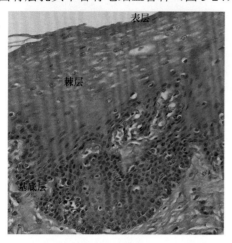

图 5-23　唇黏膜 4

唇黏膜由表及里分为表层、中间层、棘层和基底层

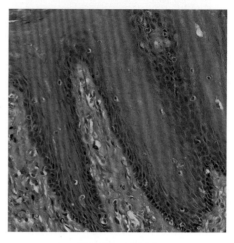

图 5-24　唇红 4

唇红部固有层乳头中含有毛细血管袢
（红箭头所示）

8. 丝状乳头切片

（1）低倍镜观察：舌背黏膜有许多小突起为舌乳头，丝状乳头数量最多（图 5-25）。丝状乳头体积较小，尖端多向后方倾斜，末端有毛刷样突起，乳头表面有透明角化上皮细胞，上皮浅层细胞经常有角化和剥落现象（图 5-26）。

（2）高倍镜观察：丝状乳头表面有透明角化上皮细胞，上皮浅层细胞经常有角化和剥落现象（图 5-27、图 5-28）。

9. 轮廓乳头（一）切片

（1）低倍镜观察：轮廓乳头呈矮柱状，乳头的四周均有轮廓沟环绕，轮廓沟外的舌黏膜稍隆起，形成乳头的轮廓结构，在轮廓沟底附近有较多的纯浆液腺，即味腺或埃伯纳腺（图 5-29）。乳头表面上皮有角化（图 5-30）。

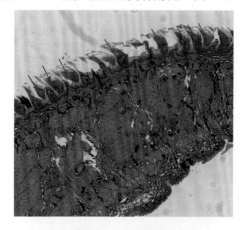

图 5-25　丝状乳头 1

舌背黏膜有许多小突起为舌乳头（红箭头所示），丝状乳头数量最多

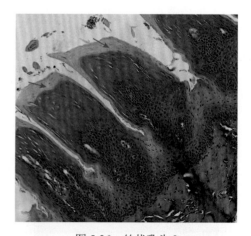

图 5-26　丝状乳头 2

丝状乳头尖端多向后方倾斜，末端有毛刷样突起，乳头表面有透明角化上皮细胞（红箭头所示），上皮浅层细胞经常有角化和剥落现象

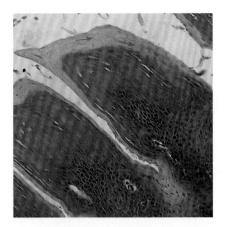

图 5-27 丝状乳头 3

丝状乳头表面有透明角化上皮细胞（红箭头所示），上皮浅层细胞经常有角化和剥落现象

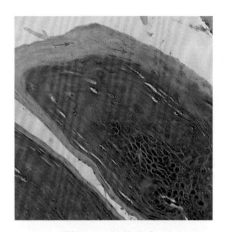

图 5-28 丝状乳头 4

丝状乳头表面有透明角化上皮细胞（红箭头所示），上皮浅层细胞经常有角化和剥落现象

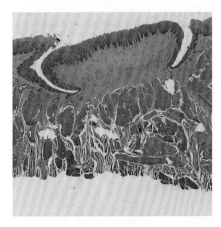

图 5-29 轮廓乳头 1

轮廓乳头呈矮柱状，乳头的四周均有轮廓沟环绕，轮廓沟底附近有较多的纯浆液腺（红箭头所示），即味腺或埃伯纳腺

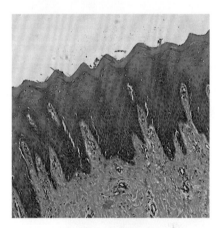

图 5-30 轮廓乳头 2

轮廓乳头表面上皮有角化（红箭头所示）

（2）高倍镜观察：轮廓乳头表面上皮有角化（图 5-31）。乳头侧壁上皮无角化，其上皮内有许多染色浅的卵圆形小体，称味蕾（图 5-32）。

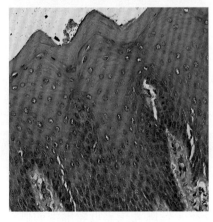

图 5-31 轮廓乳头 3

轮廓乳头表面上皮有角化（红箭头所示）

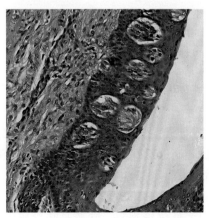

图 5-32 轮廓乳头 4

乳头侧壁上皮无角化，其上皮内有许多染色浅的卵圆形小体，称味蕾（红箭头所示）

10. 轮廓乳头（二）切片

（1）低倍镜观察：轮廓乳头呈矮柱状，乳头的四周均有轮廓沟环绕，轮廓沟外的舌黏膜稍隆起，形成乳头的轮廓结构（图 5-33），在轮廓沟底附近有较多的纯浆液腺，即味腺（图 5-34）。

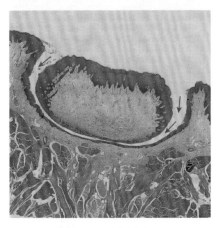

图 5-33　轮廓乳头 5

轮廓乳头呈矮柱状，乳头四周有轮廓沟（红箭头所示）环绕

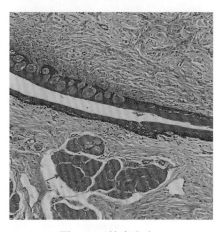

图 5-34　轮廓乳头 6

轮廓沟底附近有较多的纯浆液腺，即味腺（红箭头所示）

（2）高倍镜观察：乳头表面上皮有角化，乳头侧壁上皮无角化，其上皮内有许多染色浅的卵圆形小体，称味蕾（图 5-35、图 5-36）。

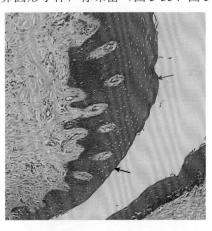

图 5-35　轮廓乳头 7

轮廓乳头表面上皮有角化（红箭头所示），乳头侧壁上皮无角化（黑箭头所示）

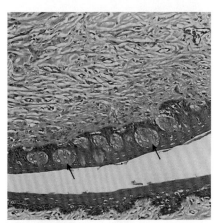

图 5-36　轮廓乳头 8

乳头侧壁上皮内有许多染色浅的卵圆形小体，称味蕾（箭头所示）

11. 菌状乳头切片

（1）低倍镜观察：菌状乳头分散于丝状乳头之间，呈圆形头大颈细的突起状，上皮较薄，表层无角化，固有层血管丰富（图 5-37）。

（2）高倍镜观察：菌状乳头呈圆形头大颈细的突起状，上皮较薄，表层无角化，固有层血管丰富（图 5-38）。

12. 味蕾（一）切片

（1）低倍镜观察：味蕾是味觉感受器，主要分布于轮廓乳头靠近轮廓沟的侧壁上皮（图 5-39），为位于上皮内的卵圆形小体（图 5-40）。

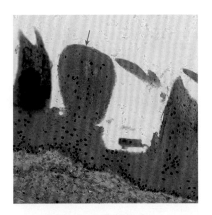

图 5-37　菌状乳头 1

菌状乳头（红箭头所示）分散于丝状乳头之间，呈圆形头大颈细的突起状

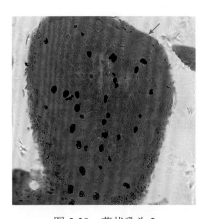

图 5-38　菌状乳头 2

菌状乳头呈圆形头大颈细的突起状，上皮较薄，表层无角化（红箭头所示），固有层血管丰富

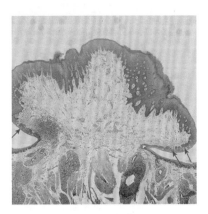

图 5-39　味蕾 1

味蕾（红箭头所示）是味觉感受器，主要分布于轮廓乳头靠近轮廓沟的侧壁上皮

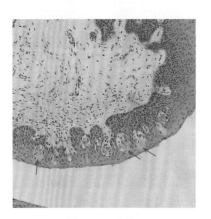

图 5-40　味蕾 2

味蕾（红箭头所示）为位于上皮内的卵圆形小体

（2）高倍镜观察：味蕾是上皮内的卵圆形小体，表面由角质形成细胞覆盖，中央形成圆孔即味孔，构成味蕾的细胞有亮细胞和暗细胞，亮细胞较粗大，暗细胞较细长（图 5-41、图 5-42）。

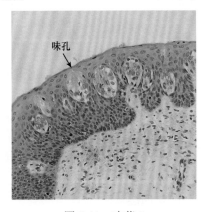

图 5-41　味蕾 3

味蕾表面由角质形成细胞覆盖，中央形成圆孔即味孔

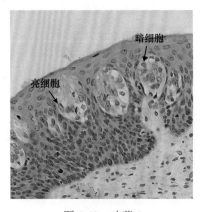

图 5-42　味蕾 4

构成味蕾的细胞有亮细胞和暗细胞，亮细胞较粗大，暗细胞较细长

13. 味蕾（二）切片

（1）低倍镜观察：味蕾是味觉感受器，主要分布于轮廓乳头靠近轮廓沟的侧壁上皮，为位于上皮内的卵圆形小体（图 5-43）。

（2）高倍镜观察：味蕾是上皮内的卵圆形小体，表面由角质形成细胞覆盖，中央形成圆孔即味孔，构成味蕾的细胞有亮细胞和暗细胞，亮细胞较粗大，暗细胞较细长（图 5-44）。

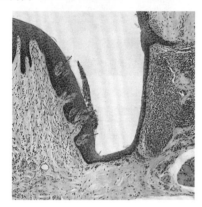

图 5-43 味蕾 5

味蕾（红箭头所示）分布于轮廓乳头靠近轮廓沟的侧壁上皮

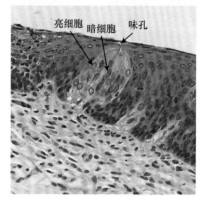

图 5-44 味蕾 6

味蕾为位于上皮内的卵圆形小体，中央形成圆孔即味孔，味蕾的亮细胞较粗大，暗细胞较细长

五、实验报告

绘轮廓乳头的低倍镜图片。

六、练习题

（一）A1 型题

1. 口腔黏膜上皮中数量最多的细胞是（　　　）

　　A. 黑色素细胞　　B. 角质细胞　　C. 基底细胞　　D. 朗格汉斯细胞　　E. 梅克尔细胞

2. 下列细胞位于口腔黏膜固有层的是（　　　）

　　A. 成纤维细胞　　B. 角质细胞　　C. 基底细胞　　D. 朗格汉斯细胞　　E. 梅克尔细胞

3. 口腔黏膜中与免疫功能相关的细胞是（　　　）

　　A. 黑色素细胞　　B. 角质细胞　　C. 基底细胞　　D. 朗格汉斯细胞　　E. 梅克尔细胞

4. 口腔黏膜中与触觉相关的细胞是（　　　）

　　A. 黑色素细胞　　B. 角质细胞　　C. 基底细胞　　D. 朗格汉斯细胞　　E. 梅克尔细胞

5. 下列细胞内见含神经递质小泡的细胞是（　　　）

　　A. 黑色素细胞　　B. 角质细胞　　C. 基底细胞　　D. 朗格汉斯细胞　　E. 梅克尔细胞

6. 下列细胞内含 Birbeck granule 的细胞是（　　　）

　　A. 黑色素细胞　　B. 角质细胞　　C. 基底细胞　　D. 朗格汉斯细胞　　E. 梅克尔细胞

7. 口腔黏膜上皮中无（　　　）

　　A. 角化层　　B. 颗粒层　　C. 棘层　　D. 基底层　　E. 透明层

8. 口腔黏膜上皮细胞间的主要连接方式是（　　　）

　　A. 缝隙连接　　B. 紧密连接　　C. 桥粒　　D. 半桥粒　　E. 透明板

9. 口腔黏膜中与结缔组织形成交界的是（　　）

A. 黑色素细胞　　B. 角质细胞　　C. 基底细胞　　D. 朗格汉斯细胞　　E. 梅克尔细胞

10. 福代斯斑见于（　　）

A. 硬腭　B. 颊　C. 软腭　D. 舌背　E. 唇

11. 黏膜下层无小唾液腺和皮脂腺的是（　　）

A. 硬腭　B. 唇红　C. 软腭　D. 颊　E. 舌背

12. 味蕾主要分布在（　　）

A. 硬腭　B. 唇红　C. 软腭　D. 颊　E. 舌背

13. 舌背黏膜中数量最多的舌乳头是（　　）

A. 丝状乳头　B. 菌状乳头　C. 轮廓乳头　D. 叶状乳头　E. 味腺

14. 固有层与黏膜下层之间有弹力纤维分隔的是（　　）

A. 硬腭　B. 唇红　C. 软腭　D. 颊　E. 舌背

15. 口腔黏膜上皮中蛋白质合成最活跃的细胞是（　　）

A. 角化层细胞　B. 颗粒层细胞　C. 棘层细胞　D. 基底层细胞　E. 固有层细胞

（二）X 型题

1. 属于咀嚼黏膜特点的是（　　）

A. 上皮有角化　B. 无黏膜下层　C. 固有层纤维疏松　D. 细胞间桥明显　E. 上皮钉突短

2. 下列正常情况有角化的是（　　）

A. 舌背黏膜　B. 唇黏膜　C. 硬腭黏膜　D. 软腭黏膜　E. 牙龈黏膜

3. 腭部有黏膜下层的区域是（　　）

A. 切牙乳头　B. 牙龈区　C. 中间区　D. 脂肪区　E. 腺区

4. 下列有味蕾分布的区域是（　　）

A. 舌背黏膜　B. 硬腭黏膜　C. 软腭黏膜　D. 唇黏膜　E. 牙龈黏膜

5. 属于非角质形成细胞的是（　　）

A. 黑色素细胞　B. 颗粒层细胞　C. 梅克尔细胞　D. 朗格汉斯细胞　E. 基底细胞

（三）名词解释

1. 正角化　2. 不全角化　3. 细胞间桥　4. 基底膜

5. 福代斯斑（Fordyce spot）　6. 味腺　7. 味蕾　8. 腭皱襞

（四）简答题

1. 简述口腔黏膜的功能有哪些。

2. 简述咀嚼黏膜和被覆黏膜有哪些区别。

3. 简述口腔黏膜有何增龄性变化。

七、练习题参考答案

（一）A1 型题

1. B　2. A　3. D　4. E　5. E　6. D　7. E　8. C　9. C　10. B　11. B　12. E　13. A　14. C　15. C

（二）X 型题

1. ABD　2. ACE　3. DE　4. AC　5. ACD

（三）名词解释

1. 正角化：口腔上皮部分部位的表层细胞扁平，体积大。细胞器及细胞核消失，细胞质内充满角蛋白。苏木精-伊红染色为均质嗜酸性物。细胞间桥消失。此种角化称正角化。

2. 不全角化：角化的细胞中含有浓缩的未消失的细胞核称不全角化。

3. 细胞间桥：口腔上皮细胞的细胞质常伸出多而小的棘刺状突起与相邻的细胞相接，此突起称为细胞间桥。电镜下细胞间桥的突起相接处为桥粒。

4. 基底膜：光镜下可见口腔上皮和固有层之间有一膜状结构，称基底膜，厚 1～4μm，PAS 染色阳性。电镜下基底膜由透明板、密板和网板构成。

5. 福代斯斑（Fordyce spot）：颊黏膜有时可出现成簇的粟粒状淡黄色小颗粒，为异位的皮脂腺，称福代斯斑。

6. 味腺：在轮廓沟底附近的舌肌纤维束间有较多的纯浆液腺，即味腺。

7. 味蕾：味觉感受器，位于上皮内的卵圆形小体，长约80μm，厚约40μm。主要分布于轮廓乳头靠近轮廓沟的侧壁上皮。

8. 腭皱襞：硬腭前方侧部的黏膜皱襞称腭皱襞。

（四）简答题

1. 简述口腔黏膜的功能有哪些。

【解答】（1）保护性功能：抵抗机械刺激、限制微生物和毒性物质的侵入。

（2）感觉功能：可对疼痛、触动和温度作出反应，还有特殊的感觉系统即味觉。

（3）分泌和吸收功能：唾液的分泌以及某些药物的渗透性吸收。

2. 简述咀嚼黏膜和被覆黏膜有哪些区别。

【解答】咀嚼黏膜上皮有角化，棘层细胞间桥明显。固有层厚，乳头多而长，胶原纤维束粗大并排列紧密。固有层深部或直接附着在骨膜上形成黏骨膜，或借黏膜下层与骨膜相连。咀嚼黏膜与深部组织附着牢固，不能移动。

被覆黏膜上皮无角化。固有层含胶原纤维、弹力纤维和网状纤维，胶原纤维束不如咀嚼黏膜粗大，上皮与结缔组织交界比较平坦，结缔组织乳头较粗短。黏膜下层较疏松。被覆黏膜富有弹性，有一定的活动度。

3. 简述口腔黏膜有何增龄性变化。

【解答】上皮萎缩变薄、上皮钉突变短、舌背乳头减少、叶状乳头可增生。固有层结缔组织总量减少，成纤维细胞收缩，胞核变长，细胞质减少，胶原纤维裂解，出现玻璃样变，弹力纤维增多。神经末梢密度降低，味蕾数量减少。黏膜感觉功能下降。黏膜下小唾液腺明显萎缩，被纤维组织取代。

实验六　唾液腺

一、实验目的

1. 掌握唾液腺的基本组织结构，各种腺泡和导管的结构特点，肌上皮细胞的特点。

2. 熟悉唾液腺（包括大唾液腺和小唾液腺）组织结构的特点和分布。

3. 了解唾液腺的功能。

二、实验内容

1. 观看唾液腺的幻灯片。

2. 观察腮腺、下颌下腺、舌下腺、颊腺、唇腺、味腺、舌前腺、腭腺切片。

三、实验用品

显微镜、多媒体系统、切片、数字切片库、唾液腺的幻灯片。

四、方法和步骤

1. 唾液腺的幻灯片

（1）唾液腺的一般组织学结构。

（2）唾液腺的分布及其组织学特点。

（3）唾液腺的功能与增龄变化。

2. 腮腺切片

（1）低倍镜观察：是唾液腺中最大者，由实质和间质构成，间质的结缔组织将腮腺分隔成若干小叶。腮腺全部由浆液性腺泡组成，常见大量脂肪组织（图6-1）。低倍镜可以清晰地分辨出血管、排泄管和球形的浆液性腺泡（图6-2）。

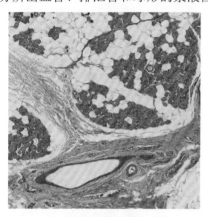
图 6-1　腮腺 1
腮腺由实质和间质构成，结缔组织将腮腺分隔成若干小叶。腮腺属于浆液性腺泡，常见大量脂肪组织

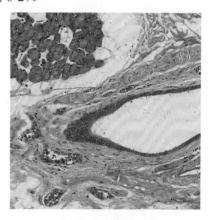
图 6-2　腮腺 2
腮腺组织的排泄管呈假复层或复层。动脉和静脉清晰可辨，血管内可见红细胞的分布

（2）高倍镜观察：浆液细胞呈球形，细胞质被染成鲜艳的红色，内有酶原颗粒。脂肪细胞呈空泡状（图6-3）。在腮腺中，常见皮脂腺结构（图6-4）。

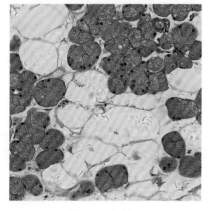
图 6-3　腮腺 3
浆液细胞呈球形，染成红色。脂肪细胞染色较淡，呈空泡状，细胞核偏于一侧

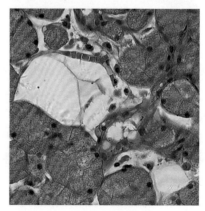
图 6-4　腮腺 4
皮脂腺孤立存在或聚集成团，外周细胞扁平，中心细胞空泡状，富含脂质。毛细血管内可见红细胞

3. 下颌下腺（一）切片

（1）低倍镜观察：颌下腺由实质和间质组成，间质染成浅红色，将颌下腺分隔成若干小叶。（图 6-5）。颌下腺是一种混合腺，浆液性腺泡占主要成分，浆液性腺泡着色较深，分泌管和血管分布于腺泡之间（图 6-6）。

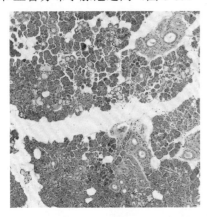
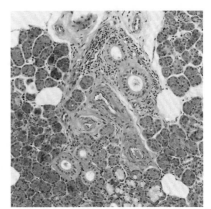

图 6-5　下颌下腺 1

颌下腺由实质和间质组成，间质染成浅红色，散布于深蓝色腺泡之间。内有空泡状的脂肪组织

图 6-6　下颌下腺 2

颌下腺是一种以浆液性腺泡为主的混合腺，浆液性腺泡着色较深，分泌管和血管分布于腺泡之间

（2）高倍镜观察：浆液性腺泡间可见少量黏液性腺泡以及混合型腺泡，脂肪组织呈空泡状（图 6-7）。混合型腺泡外周所覆盖的新月形浆液细胞比较小而少。纯浆液性腺泡细胞内可见清晰的酶原颗粒（图 6-8）。

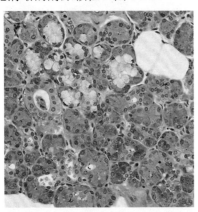
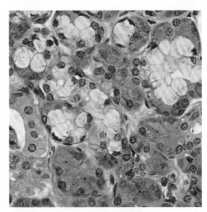

图 6-7　下颌下腺 3

浆液性腺泡间可见少量黏液性腺泡以及混合型腺泡，脂肪组织呈空泡状

图 6-8　下颌下腺 4

混合型腺泡外周所覆盖的新月形浆液细胞比较小而少。纯浆液性腺泡细胞内可见清晰的酶原颗粒

4. 下颌下腺（二）切片

（1）低倍镜观察：颌下腺由实质和间质组成，间质内分布有清晰的排泄管和动脉。（图 6-9）。颌下腺是一种混合腺，浆液性腺泡占主要成分，浆液性腺泡着色较深，分泌管和闰管分布于腺泡之间（图 6-10）。

（2）高倍镜观察：浆液性腺泡间可见少量黏液性腺泡以及混合型腺泡，脂肪组织呈空泡状（图 6-11）。混合型腺泡外周所覆盖的新月形浆液细胞比较小而少。纯浆液性腺泡细胞内可见清晰的酶原颗粒（图 6-12）。

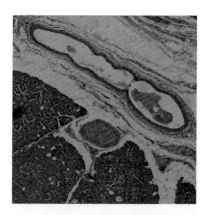

图 6-9　下颌下腺 5

颌下腺由实质和间质组成，间质染成红色，内有清晰可见的排泄管、动脉以及空泡状的脂肪组织。腺泡染成深的蓝紫色

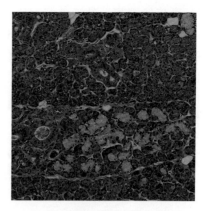

图 6-10　下颌下腺 6

颌下腺是一种混合腺，浆液性腺泡占主要成分，浆液性腺泡着色较深，分泌管和闰管分布于腺泡之间

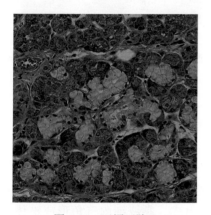

图 6-11　下颌下腺 7

浆液性腺泡间可见混合型腺泡以及少量纯黏液性腺泡，混合型腺泡的浆半月清晰可见

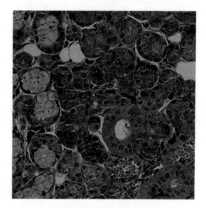

图 6-12　下颌下腺 8

混合型腺泡外周所覆盖的新月形浆液细胞比较小而少。血管和分泌管染成红色，血管内的红细胞清晰可见

5. 舌下腺（一）切片

（1）低倍镜观察：是唾液腺中最小的腺体，由实质和间质组成（图 6-13）。舌下腺是一种混合腺，黏液性腺泡占主要成分（图 6-14）。

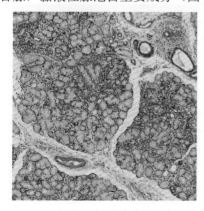

图 6-13　舌下腺 1

舌下腺由实质和间质组成。结缔组织将舌下腺分隔成若干腺体小叶

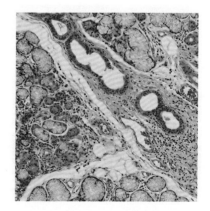

图 6-14　舌下腺 2

舌下腺属于以黏液性腺泡为主的混合腺，黏液性腺泡呈空泡状，浆液性腺泡染色较深。腺体小叶间可见发达的排泄管

（2）高倍镜观察：黏液性腺泡染色较浅，浆液性腺泡呈红色。腺泡之间分布有脂肪组织、动脉和静脉，分泌管模糊（图6-15）。黏液性腺泡呈管状，由黏液细胞组成。黏液细胞三角形或锥体形，细胞核扁平，位于细胞底部，染色较深。闰管和分泌管发育不良（图6-16）。

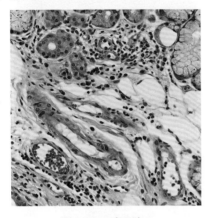

图6-15　舌下腺3

腺泡之间分布有脂肪组织，动脉和静脉，血管内红细胞清晰可见。分泌管模糊

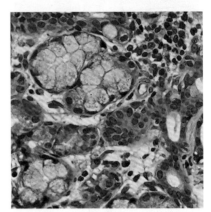

图6-16　舌下腺4

黏液细胞三角形或锥体形，细胞核扁平，位于细胞底部，染色较深。闰管和分泌管发育不良

6. 舌下腺（二）切片

（1）低倍镜观察：是唾液腺中最小的腺体，由实质和间质组成，间质染成鲜艳的红色，将舌下腺分隔成若干小叶。（图6-17）。舌下腺是一种混合腺，黏液性腺泡占主要成分，浆液性腺泡着色较深，散布于黏液性腺泡之间（图6-18）。

（2）高倍镜观察：黏液性腺泡染色较浅，浆液性腺泡呈红色。腺泡之间分布有脂肪组织（图6-19）。黏液性腺泡呈管状，由黏液细胞组成。黏液细胞三角形或锥体形，细胞核扁平，位于细胞底部，染色较深。散在的淋巴组织染成深紫色，分布于腺泡之间（图6-20）。

7. 颊腺切片

（1）低倍镜观察：在颊黏膜的组织切片上区分上皮、固有层、黏膜下层。颊腺主要分布于黏膜下层（图6-21）。颊腺是以黏液性腺泡为主的混合腺。腺泡染色较浅，呈管状（图6-22）。

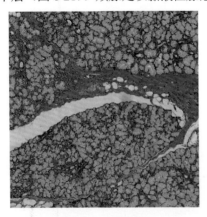

图6-17　舌下腺5

舌下腺由实质和间质组成。结缔组织将舌下腺分隔成若干体小叶

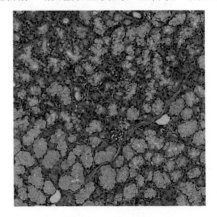

图6-18　舌下腺6

舌下腺属于以黏液性腺泡为主的混合腺，黏液性腺泡呈空泡状，浆液性腺泡染色较深。小叶内结缔组织染成鲜艳的红色

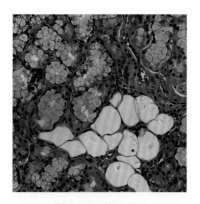

图 6-19　舌下腺 7

黏液性腺泡呈管状，浆液性腺泡呈球状，脂肪细胞呈空泡
状。血管壁染成鲜艳的红色，内有红细胞

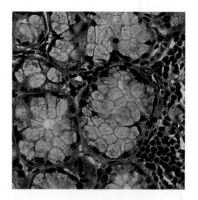

图 6-20　舌下腺 8

黏液细胞锥体形，细胞核扁平，位于细胞底部，染色较深。
淋巴组织染成深紫色，散布于腺泡之间

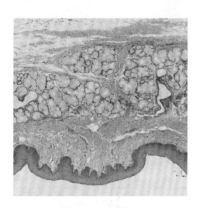

图 6-21　颊腺 1

由下至上依次为上皮、固有层、黏膜下层。颊腺主要分布于
黏膜下层

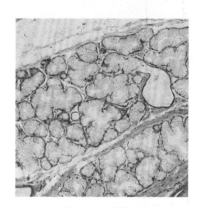

图 6-22　颊腺 2

颊腺是以黏液性腺泡为主的混合腺。腺泡染色较浅，呈管状

（2）高倍镜观察：黏液性腺泡细胞锥体形，细胞核染色较深，位于基底部。黏液性腺
泡间可见极少量的染成红色的浆液性腺泡（图 6-23）。黏液性腺泡基底部有染成红色的薄层
基膜，腺泡细胞空泡状，内有未被完全溶解的黏原颗粒。染成红色的浆液性腺泡分布于黏
液性腺泡之间（图 6-24）。

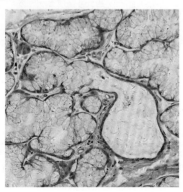

图 6-23　颊腺 3

黏液性腺泡呈管状，腺泡细胞锥体形，细胞核染色较深，位
于基底部。黏液性腺泡间可见极少量的染成红色的浆液性
腺泡

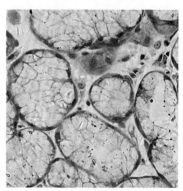

图 6-24　颊腺 4

黏液性腺泡基底部有染成红色的薄层基膜，腺泡细胞空泡
状，内有未被完全溶解的黏原颗粒。染成红色的浆液性腺泡
分布于黏液性腺泡之间

8. 唇腺切片

（1）低倍镜观察：在唇黏膜的组织切片上区分上皮、固有层、黏膜下层和肌层。唇腺位于黏膜固有层和黏膜下层（图6-25）。唇腺是以黏液性腺泡为主的混合性腺体（图6-26）。

（2）高倍镜观察：区分纯黏液性腺、纯浆液性腺和混合腺。腺体之间有闰管（图6-27）。闰管管壁上皮单层，立方状，细胞核染成蓝紫色，排列成圆形。腺腔位于中央，小而明显（图6-28）。

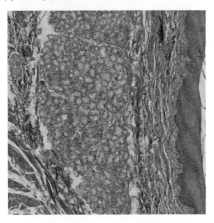

图6-25　唇腺1

在唇黏膜的组织切片上区分上皮、固有层、黏膜下层和肌层。唇腺位于黏膜固有层和黏膜下层

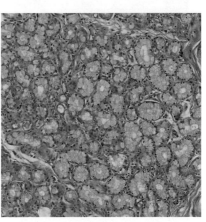

图6-26　唇腺2

唇腺是以黏液性腺泡为主的混合性腺体

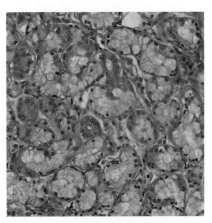

图6-27　唇腺3

区分纯黏液性腺、纯浆液性腺和混合腺。腺体之间有闰管

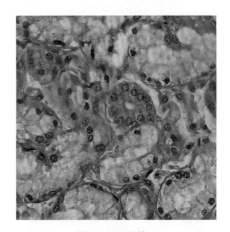

图6-28　唇腺4

闰管管壁上皮单层，立方状，细胞核染成蓝紫色，排列成圆形。腺腔位于中央，小而明显

9. 味腺切片

（1）低倍镜观察：在味蕾的切片上区分轮廓乳头环沟、舌肌、淋巴组织和腺体（图6-29）。轮廓乳头下方的味腺是纯浆液性腺，染成深紫色。淋巴组织、闰管和分泌管染成蓝紫色。舌肌染成鲜艳的红色（图6-30）。

（2）高倍镜观察：浆液性腺泡呈球状，内有酶原颗粒。闰管管壁为单层立方上皮，细胞核深蓝色，排列成规则的圆形。（图6-31）。脂肪细胞呈空泡状，散布于腺泡之间，毛细血管内充满了红色的血液（图6-32）。

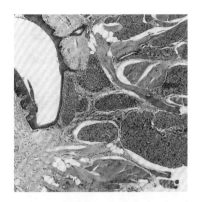

图 6-29　味腺 1

轮廓乳头环沟、舌肌、弥散性淋巴组织、脂肪组织和腺体清晰可见

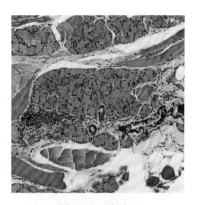

图 6-30　味腺 2

轮廓乳头下方的味腺是纯浆液性腺，染成深紫色。淋巴组织、闰管和分泌管染成蓝紫色。脂肪组织呈空泡状。舌肌染成鲜艳的红色

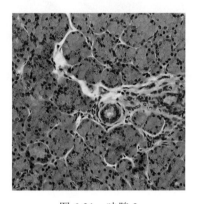

图 6-31　味腺 3

浆液性腺泡呈球状，内有酶原颗粒。闰管管壁为单层立方上皮，细胞核深蓝色，排列成规则的圆形

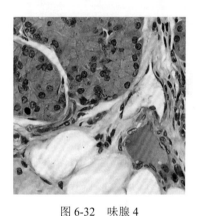

图 6-32　味腺 4

脂肪细胞呈空泡状，散布于腺泡之间，毛细血管内充满了红色的血液

10. 舌前腺切片

（1）低倍镜观察：在味蕾的切片上区分舌肌、结缔组织和腺体。舌前腺由实质和间质组成，实质内遍布染色较浅的腺泡。间质染成红色，向小叶间延伸，内有染成深紫色的淋巴组织（图 6-33）。舌前腺是以黏液性腺泡为主的混合腺。黏液性腺泡染色较浅，呈空泡状。浆液性腺泡染色较深（图 6-34）。

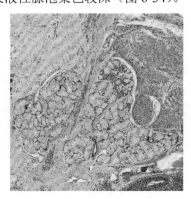

图 6-33　舌前腺 1

区分舌肌、结缔组织和舌前腺。舌前腺实质内遍布染色较浅的腺泡

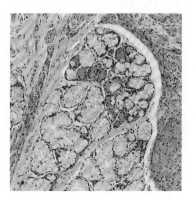

图 6-34　舌前腺 2

舌前腺是以黏液性腺泡为主的混合腺。黏液性腺泡染色较浅，呈空泡状。浆液性腺泡染色较深

（2）高倍镜观察：可以清晰地区分纯黏液性腺、纯浆液性腺和混合腺。黏液性腺细胞内的黏原颗粒未被完全溶解，散布于细胞质内（图6-35）。腺体小叶内的分泌管清晰可见，管壁上皮单层，细胞核染成深紫色。黏液性腺细胞的细胞核染色较深，位于基底部。腺泡基膜明显（图6-36）。

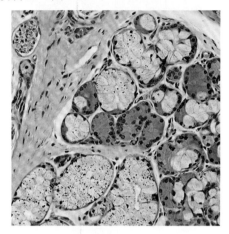

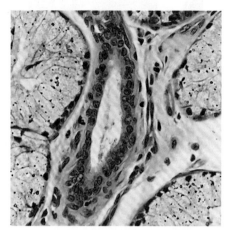

图 6-35 舌前腺 3

纯黏液性腺、纯浆液性腺和混合腺清晰可见。黏原颗粒未被完全溶解，散布于黏液细胞细胞质内。混合型腺泡的浆半月明显

图 6-36 舌前腺 4

腺体小叶内的分泌管清晰可见，管壁上皮单层，细胞核染成深紫色

11. 腭腺切片

（1）低倍镜观察：在腭黏膜的切片上找到腭腺，它由实质和间质组成，间质结缔组织染成红色，将腭腺分隔成许多腭腺小叶（图6-37）。腭腺属于纯黏液性腺体，腺泡染色较浅，多呈管状（图6-38）。

（2）高倍镜观察：黏液性腺泡细胞呈锥体状，闰管和分泌管分布于腺泡之间，闰管染成蓝紫色，分泌管染成红色（图6-39）。脂肪细胞空泡状，细胞核着色较深，位于周边。分泌管管壁细胞呈柱状，腺腔圆而规则。黏液细胞的黏原颗粒常被破坏，细胞质透明呈网状。毛细血管及管腔内的红细胞清晰可见（图6-40）。

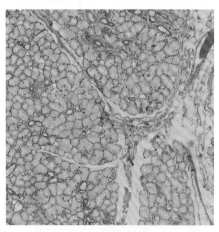

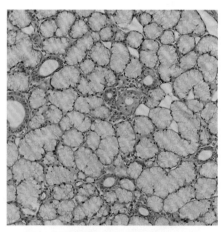

图 6-37 腭腺 1

腭腺由实质和间质组成，间质结缔组织染成红色，将腭腺分隔成许多腭腺小叶

图 6-38 腭腺 2

腭腺属于纯黏液性腺体，腺泡染色较浅，多呈管状

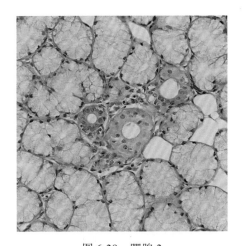

图 6-39　腭腺 3

黏液性腺泡细胞呈锥体状，闰管和分泌管分布于腺泡之间，闰管染成蓝紫色，分泌管染成红色

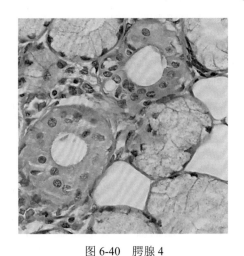

图 6-40　腭腺 4

脂肪细胞空泡状，细胞核着色较深，位于周边。分泌管管壁细胞呈立方或柱状，腺腔圆而规则。黏液细胞的黏原颗粒常被破坏，细胞质透明呈网状

五、实验报告

绘腮腺的高倍镜图。

六、练习题

（一）A1 型题

1. 以下关于浆液性腺泡的叙述，不正确的是（　　　）

　　A. 呈球形，由黏液细胞组成　　B. 胞核为圆形，位于基底部 1/3 处　　C. 细胞呈锥体形，基底部较宽　　D. 可分泌酶原颗粒　　E. 浆液细胞主要表达 α-淀粉酶

2. 关于腺泡的叙述中正确的是（　　　）

　　A. 腺泡连接于导管末端的盲囊　　B. 由单层腺上皮细胞组成　　C. 外侧为薄的基底膜包绕　　D. 可分为浆液性、黏液性、混合性三种　　E. 以上都正确

3. 以下关于黏液性腺泡的叙述，不正确的是（　　　）

　　A. 呈管状，由黏液细胞组成　　B. 光镜下黏液细胞呈锥体形　　C. 细胞质内含丰富的黏原颗粒　　D. 染色过程中见透明呈网状结构　　E. 能形成半月板的结构

4. 以下关于混合性腺泡的叙述，不正确的是（　　　）

　　A. 黏液细胞紧接闰管　　B. 浆液细胞呈新月状覆盖于腺泡的盲端表面　　C. 能形成半月板的结构　　D. 细胞质内无黏原颗粒　　E. 由黏液细胞和浆液细胞组成

5. 电镜下细胞内充满透明的分泌颗粒的细胞是（　　　）

　　A. 浆液细胞　　B. 黏液细胞　　C. 闰管细胞　　D. 分泌管细胞　　E. 肌上皮细胞

6. 属于分泌管作用的是（　　　）

　　A. 能发挥干细胞作用　　B. 钠泵作用　　C. 分化为肌上皮细胞　　D. 分化为分泌管细胞　　E. 分化为分泌细胞

7. 下列关于分泌管的论述中不正确的一项是（　　　）

　　A. 与闰管相延续　　B. 又可称为纹管　　C. 细胞质丰富，呈强嗜碱性　　D. 核圆形，位于细胞中央或近基底部　　E. 管径较粗，管壁由单层柱状上皮所组成

8. 下列关于分泌管的论述中正确的一项是（   ）

　　A. 细胞质丰富，呈强嗜酸性　　B. 起于小叶内与分泌管相延续　　C. 有储备细胞结构　　D. 发挥干细胞作用　　E. 管壁细胞由复层或假复层柱状上皮组成

9. 在基底部有垂直于基底面的纵纹，可称为（   ）

　　A. 闰管　　B. 发育管　　C. 分泌管　　D. 盲管　　E. 以上都不正确

10. 能形成半月板的结构是（   ）

　　A. 浆液腺泡　　B. 黏液腺泡　　C. 混合性腺泡　　D. 闰管　　E. 分泌管

11. 细胞质内含有酶原颗粒的细胞是（   ）

　　A. 浆液细胞　　B. 黏液细胞　　C. 闰管细胞　　D. 分泌管细胞　　E. 肌上皮细胞

12. 晶样体多出现在以下哪种腺体导管中（   ）

　　A. 腮腺　　B. 唇腺　　C. 舌下腺　　D. 舌前腺　　E. 下颌下腺

13. 以下属于以黏液性腺泡为主的混合性小涎腺的是（   ）

　　A. 腮腺　　B. 下颌下腺　　C. 舌下腺　　D. 唇腺　　E. 腭腺

14. 可见典型的皮脂腺结构或含有脂肪的导管上皮细胞团的为下列哪种腺体（   ）

　　A. 唇腺　　B. 舌腭腺　　C. 腮腺　　D. 下颌下腺　　E. 舌下腺

15. 舍格伦综合征进行病理检查最常见的取材部位是（   ）

　　A. 颊腺　　B. 舌前腺　　C. 腮腺　　D. 唇腺　　E. 磨牙后腺

16. 唾液腺中最大的腺体是（   ）

　　A. 腮腺　　B. 下颌下腺　　C. 舌前腺　　D. 腭腺　　E. 唇腺

（二）X 型题

1. 以下对浆液细胞描述正确的是（   ）

　　A. 细胞质含有 PAS 阳性的分泌颗粒者　　B. 矮立方形细胞，细胞质染色浅，细胞能发挥干细胞作用，分化成分泌细胞或肌上皮细胞　　C. 粗面内质网比黏液性腺泡发达，平行排列在胞核底部和侧方　　D. 高尔基复合体显著，通常位于核的上方和侧方　　E. 细胞顶端游离面上有微绒毛

2. 以下对黏液性腺泡描述正确的是（   ）

　　A. 是由黏液细胞构成的管状腺　　B. 分泌物中酶成分较少　　C. 黏液由蛋白质与碳水化合物结合形成，较黏稠　　D. 黏液细胞细胞质中含有丰富的黏原颗粒，在染色时，颗粒被破坏，细胞质透明呈网状　　E. 含有较多的高尔基复合体，粗面内质网和线粒体等不如浆液细胞显著

3. 关于闰管的描述，以下正确的是（   ）

　　A. 细胞能发挥干细胞作用，分化成分泌细胞或肌上皮细胞　　B. 为最细小的终末分支部分，连接腺泡与分泌管　　C. 被称为篮细胞　　D. 若黏液细胞多，则闰管较短；反之，则较长　　E. 位于小叶内

4. 关于分泌管的描述，以下正确的是（   ）

　　A. 与闰管相连，管径较粗，管壁由单层柱状细胞构成　　B. 在近基底部的细胞质中，可见与基底膜垂直排列的纵纹，因此也称纹管（striated duct）　　C. 当腺泡的分泌物流经分泌管时，上皮细胞可主动吸收钠，排出钾，并转运水，改变唾液的量和渗透压，使其由等渗转为低渗状态　　D. 细胞能发挥干细胞作用，分化成分泌细胞或肌上皮细胞　　E. 此管的吸收与排泌功能受激素的调节

5. 关于排泄管的描述，以下正确的是（　　）

A. 与分泌管相连，起始于小叶内，再进入小叶间结缔组织，称小叶间导管　　B. 近基底膜处为基底样细胞，有人称之为储备细胞，具有干细胞的作用　　C. 小叶间的排泄管最后汇总为总排泄管，导管细胞在近口腔黏膜处转变为复层鳞状上皮，与口腔上皮融合后形成开口　　D. 导管内有时可见嗜酸细胞　　E. 上皮细胞可主动吸收钠，排出钾，并转运水

（三）名词解释

1. 闰管　　2. 分泌管　　3. 排泄管　　4. 混合性腺泡

5. 篮细胞　　6. 半月板　　7. 皮脂腺　　8. 唾液腺

（四）简答题

1. 简述唾液腺的一般组织结构。

2. 简述腺泡的种类。

3. 简述腮腺、颌下腺及舌下腺的组织学结构差异。

4. 简述唾液腺导管的分类、位置及功能。

5. 简述唾液腺的功能。

七、练习题参考答案

（一）A1 型题

1. A　2. E　3. E　4. D　5. B　6. B　7. C　8. A　9. C　10. C　11. A　12. A　13. D

14. C　15. D　16. A

（二）X 型题

1. ACDE　2. ABCDE　3. ABDE　4. ABCE　5. ABCD

（三）名词解释

1. 闰管：是导管的起始段，连接腺泡与分泌管。直径最小，长短不一。

2. 分泌管：与闰管相连，管径较粗，管壁由单层柱状细胞构成。细胞质丰富，强嗜酸性，胞核圆形，位于细胞中央。在近基底部的细胞质中，可见与基底膜垂直排列的纵纹，故又称为纹管。

3. 排泄管：与分泌管相连，起始于小叶内，再进入小叶间结缔组织，称小叶间导管。导管直径较大，近管腔面的细胞为柱状细胞。近基底膜处为基底样细胞，有人称之为储备细胞，具有干细胞的作用。

4. 混合性腺泡：腺泡由黏液细胞和浆液细胞共同构成，以黏液细胞为主。常由数个排列呈新月状的浆液细胞覆盖在黏液性腺泡的盲端而形成的。浆液细胞形成的新月样结构称半月或半月板，其分泌物通过细胞间小管排入腺泡腔。

5. 篮细胞：肌上皮细胞在光镜下细胞细小，形态扁平，发出 4~8 条分支状突起呈放射状包绕着腺泡表面，形如篮子，称为篮细胞。具有收缩功能，协助腺泡和导管排出分泌物。

6. 半月板：混合性腺泡由黏液细胞和浆液细胞共同构成，黏液细胞组成腺泡的大部分。浆液细胞呈新月状排列并覆盖在黏液性腺泡的盲端，称为半月板。

7. 皮脂腺：常见于腮腺，位于闰管或者纹管内。外周细胞扁平，中心细胞细胞质丰富，空泡状，富含脂质。当腺体达到一定大小后，以全浆分泌方式将其产物排入导管系统与唾液混合。

8. 唾液腺：属于外分泌腺，其分泌物称为唾液，经导管系统排入口腔。

（四）简答题

1. 简述唾液腺的一般组织结构。

【解答】唾液腺由实质和间质两部分组成。实质包括基本分泌单位、肌上皮细胞和皮脂腺。间质由结缔组织构成，包括被膜及其向内延伸的小叶间隔，富含血管、淋巴管和神经。实质的基本分泌单位包含腺泡和导管系统。腺泡分为浆液性腺泡、黏液性腺泡和混合性腺泡。导管系统分为闰管、分泌管和排泄管。

2. 简述腺泡的种类。

【解答】根据腺泡的形态、结构和分泌物性质的不同，可分为浆液性、黏液性、混合性三种。①浆液性腺泡：球状，由浆液细胞组成。分泌物水样稀薄，呈水样，含唾液淀粉酶和少量黏液。因此，更准确的名称应为浆黏液细胞。浆液细胞具有合成、贮存和分泌蛋白质的细胞特征。②黏液性腺泡：管状，是由黏液细胞构成的管状腺。分泌物中酶成分较少，为蛋白质与碳水化合物结合形成的黏液，较黏稠。③混合性腺泡：由黏液细胞和浆液细胞共同构成，以黏液细胞为主，是由数个排列呈新月状的浆液细胞覆盖在黏液性腺泡的盲端而形成的。浆液细胞形成的新月样结构称半月或半月板，其分泌物通过细胞间小管排入腺泡腔。

3. 简述腮腺、颌下腺及舌下腺的组织学结构差异。

【解答】①腮腺全部由浆液腺泡组成，故属纯浆液腺，但在新生儿腮腺中可见少量黏液细胞。腮腺闰管长，有分支；分泌管多，染色浅，与深色的腺泡形成鲜明的对照。在腮腺闰管与分泌管交接处，可见典型的皮脂腺结构或含脂肪之导管上皮细胞团。晶样体多出现在腮腺导管中，呈针状、指状或板状，嗜伊红着色。②颌下腺是以浆液性腺泡为主，并有少数黏液性腺泡和混合性腺泡的混合性腺。导管周围可见弥散的淋巴组织，但有淋巴结。电镜下，颌下腺浆液细胞较腮腺者小，其分泌颗粒在结构上也有明显的不同，该颗粒除核大于腮腺、舌下腺者外，尚有新月形结构位于颗粒周边部，并紧贴于颗粒膜。导管系统相似于腮腺，但其闰管比腮腺短，分泌管则较腮腺长。皮脂腺亦可见于颌下腺，但较腮腺少。③舌下腺是混合腺，其中黏液性腺泡占多数，纯浆液腺泡很少，构成混合性腺泡半月板。闰管和分泌管发育不良，腺泡可直接连接于排泄管的远侧小管。

4. 简述唾液腺导管的分类、位置及功能。

【解答】唾液腺导管由闰管，分泌管和排泄管构成。闰管直接与腺泡连接，再导入分泌管，闰管和分泌管位于腺体小叶内。排泄管走行于小叶间结缔组织，最后汇入总导管，将分泌物排入口腔，混合形成唾液。

5. 简述唾液腺的功能。

【解答】唾液腺最主要的功能是产生和分泌唾液。而唾液的主要功能包括：①消化功能：唾液的消化功能首先是加工食物，形成食团，为胃肠道进行消化作准备。②润滑、保护和防御功能。③抗菌功能。④内分泌功能。

<h1>实验七　龋　病</h1>

一、实验目的

1. 掌握釉质龋、牙本质龋的病理变化。
2. 熟悉釉质龋、牙本质龋、牙骨质龋的病变进展过程，牙本质龋的分层。
3. 了解龋病的超微结构变化，龋病的牙髓反应及转归。

二、实验内容

1. 观看龋病的幻灯片。
2. 观察早期釉质龋磨片，牙本质龋切片。

三、实验用品

显微镜、多媒体系统、切片、数字切片库、龋病的幻灯片。

四、方法和步骤

1. 观看龋病的幻灯片

（1）龋病的病因和发病机制。

（2）龋病的病理变化。

2. 早期釉质龋磨片（平滑面龋）

（1）肉眼观察：病变多见于牙邻接面接触点下方，颊舌面近龈缘牙颈部。早期表现为牙表面呈白垩色不透明区，表面完整。时间稍长，病变区由于色素沉着，由白色逐渐变为黄色、棕色，并可向颊、舌方向扩展。

（2）低倍镜观察：最早显示为病损区的釉柱横纹和生长线变得明显，以后逐渐有色素沉着。当釉质龋继续发展，釉质深层受累，病损区呈三角形，三角形基底部向着釉质表面，顶部向着釉牙本质界（图 7-1、图 7-2），为病变最早、最活跃的部分。

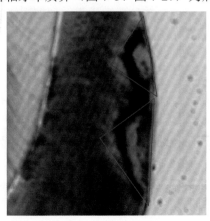

图 7-1　早期釉质龋（平滑面龋）磨片 1

病损区呈三角形，三角形基底部向着釉质表面，顶部向着釉牙本质界

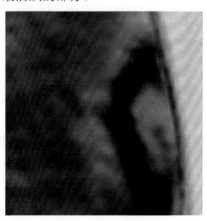

图 7-2　早期釉质龋（平滑面龋）磨片 2

病损区正常釉质结构消失

（3）高倍镜观察：早期釉质龋的磨片在显微镜下观察，病变由里向外可分四层，即透明层、暗层、病损体部和表层。

1）透明层：位于病损的最前沿，与正常釉质相连，呈透明状（图7-3），生长线，柱间质及釉柱横纹均不清楚，是龋损最早期的改变。

2）暗层：紧接于透明层表面，呈现结构混浊、模糊不清（图7-3）。偏振光显微镜观察，该层的孔隙增加。

3）病损体部：位于表层下，暗层的浅面（图7-4），是釉质龋病变的主要部分，也是病损区范围最大的一层。光镜下该层生长线、柱间质及釉柱横纹均很明显，又称为"纹理明显层"，其发生机制尚不完全清楚。病损体部为釉质龋中脱矿最严重的层次，在所有病损中都存在。

4）表层：位于釉质龋的最表面，光镜下表面较完整（图7-4），釉质结构变化不大，放射线阻射较深层更明显。

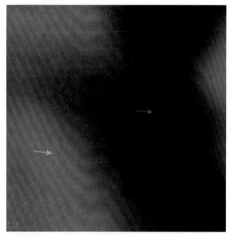

图7-3　早期釉质龋（平滑面龋）磨片3
病变由里向外可分四层，即透明层（蓝色箭头）、暗层（黄色箭头）、病损体部和表层

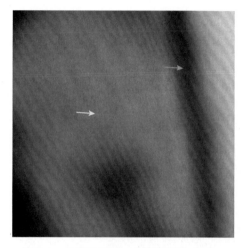

图7-4　早期釉质龋（平滑面龋）磨片4
病变由里向外可分四层，即透明层、暗层、病损体部（黄色箭头）和表层（绿色箭头）

3. 早期釉质龋磨片（窝沟龋）

病损从窝沟侧壁开始，呈环状围绕着窝沟壁进展，并沿着釉柱的长轴方向向深部扩展。当其超过窝沟底时，侧壁病损互相融合，形成基底部向着釉牙本质界，顶部围绕着窝沟侧壁的三角形龋损区（图7-5、图7-6）。

4. 牙本质龋

（1）肉眼观察：龋洞较深。

（2）低倍镜观察：牙本质龋的病变区呈三角形，基底部位于釉牙本质界，尖指向髓腔（图7-7）。

（3）高倍镜观察：按组织矿化程度、形态改变和细菌侵入的情况不同，可将牙本质龋的病理改变由病损深部向表面分为四层。

（1）透明层：又称硬化层，为牙本质龋最深层、最早出现的改变，位于病变的底部和侧面。光镜下，此层呈均质透明状，小管结构不明显。

（2）脱矿层：位于透明层表面，是在细菌侵入前，酸的扩散导致的脱矿改变。光镜下此层较狭窄，色深暗。

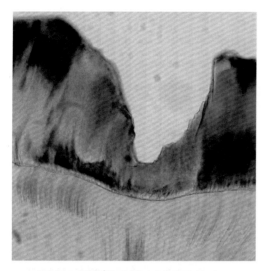

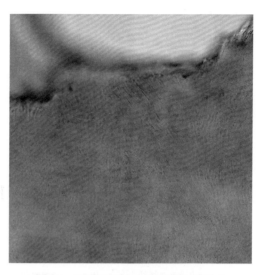

图 7-5　早期釉质龋（窝沟龋）磨片 1

病损从窝沟侧壁开始，呈环状围绕着窝沟壁进展，并沿着釉
柱的长轴方向向深部扩展

图 7-6　早期釉质龋（窝沟龋）磨片 2

病损区正常釉质结果消失

（3）细菌侵入层：位于脱矿层表面，细菌侵入小管并繁殖，有的小管被细菌所充满。牙本质小管扩张，扩张的小管可排列呈串珠状（图 7-8）。随后小管互相融合形成大小不等的坏死灶，坏死灶内充满坏死的基质残屑和细菌。

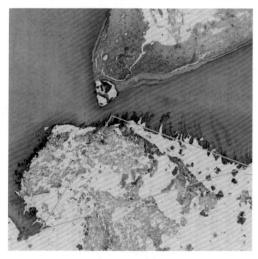

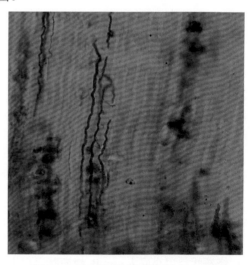

图 7-7　牙本质龋切片

牙本质龋的病变区呈三角形，基底部位于釉牙本质界，尖指
向髓腔

图 7-8　牙本质龋切片（细菌侵入层）

牙本质小管扩张，扩张的小管可排列呈串珠状

（4）坏死崩解层：牙本质龋损的最表层，细菌不再局限于小管内，而侵入管间、管周牙本质。此层内几乎无正常牙本质结构保留，牙本质完全崩解破坏，只残留坏死崩解组织和细菌等（图 7-9）。

当牙本质龋发生时，病理性刺激通过牙本质小管、成牙本质细胞突起或神经传到牙髓组织，导致牙髓组织出现不同的反应。如刺激强烈时可引起成牙本质细胞变性坏死和牙髓炎症甚至坏死；如刺激较弱和缓慢时，在病损处相对的牙髓腔侧可形成修复性牙本质（图 7-10），延迟病变累及牙髓的时间。

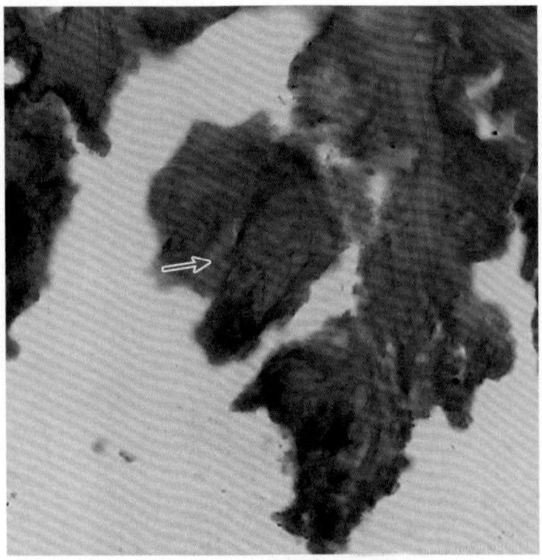

图 7-9　牙本质龋切片（坏死崩解层）

此层内几乎无正常牙本质结构保留，牙本质完全崩解破坏，只残留坏死崩解组织和细菌等

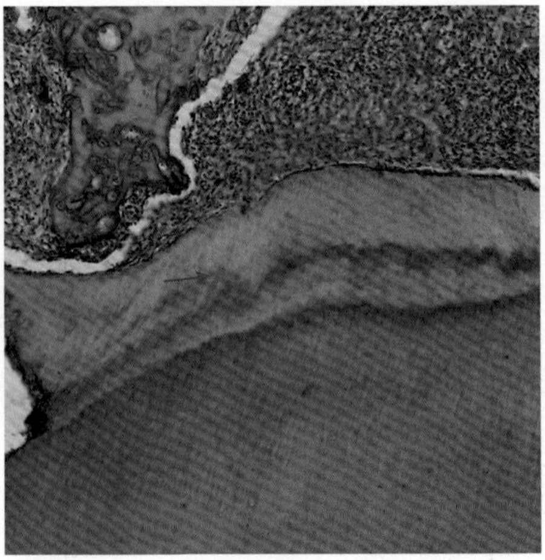

图 7-10　牙本质龋切片（修复性牙本质）

牙本质龋如刺激较弱和缓慢时，在病损处相对的牙髓腔侧可形成修复性牙本质

五、实验报告

绘早期釉质龋磨片的高倍镜图片。

六、练习题

（一）A1 型题

1. 牙本质龋中可见小管呈串珠状的是（　　）

A. 透明层　B. 脱矿层　C. 再矿化层　D. 细菌侵入层　E. 坏死崩解层

2. 牙骨质龋细菌入侵的主要通道是（　　）

A. 牙骨质层板　B. 穿通纤维　C. 生长线　D. 成牙骨质细胞突起　E. 牙骨质细胞陷窝

3. 下列哪项不是牙本质龋引起的牙髓改变（　　）

A. 修复性牙本质　B. 牙髓变性　C. 牙髓脓肿　D. 牙髓坏死　E. 牙体吸收

4. 下列哪项不属于牙本质龋的病理变化（　　）

A. 透明层　B. 脱矿层　C. 再矿化层　D. 细菌侵入层　E. 坏死崩解层

5. 平滑面龋的病损形态是（　　）

A. 烧瓶状，口小底大　B. 烧瓶状，口大底小　C. 浅碟状，口大底浅　D. 三角形，顶向釉牙本质界　E. 三角形，顶向釉质表面

6. 釉质龋最早出现的病理变化是（　　）

A. 透明　B. 混浊　C. 色素沉着　D. 坏死崩解　E. 再矿化

7. 静止龋出现的条件是（　　）

A. 机体抵抗力增加　B. 龋损处致龋的环境消失　C. 口腔内致龋菌数量减少　D. 口腔唾液流量增加　E. 摄糖总量减少

8. 光镜下早期釉质龋未脱矿的磨片，其病损四层结构由里向外分别是（　　）

A. 透明层→病损体部→暗层→表层　B. 病损体部一透明层→暗层→表层　C. 病损体部→暗层→透明层→表层　D. 暗层→透明层→病损体部→表层　E. 透明层→暗层→病损体部→表层

9. 釉质龋中的透明层是（   ）

A. 是病变最广泛的一层   B. 是龋损时最早发生的组织学改变   C. 脱矿和再矿化同时存在   D. 该层的孔隙容积约占釉质容积的 5%   E. 与病损体部相连

10. 早期牙釉质龋透明层孔隙所占容积为（   ）

A. 0.1%   B. 0.5%   C. 1%   D. 5%   E. 25%

11. 死区位于牙本质龋损的哪一层（   ）

A. 透明层   B. 脱矿层   C. 脂肪变性层   D. 细菌侵入层   E. 坏死崩解层

12. 牙本质龋的脱矿层在窝沟制备时可以保留，其原因是

A. 脱矿不明显   B. 有再矿化现象   C. 所有小管因矿物盐沉积而封闭   D. 无细菌侵入   E. 全部去除易引起牙髓感染

13. 扫描电镜观察到的牙釉质龋透明层的磷灰石晶体直径在（   ）

A. 15～20nm   B. 25～30nm   C. 35～40nm   D. 45～50nm   E. 55～60nm

14. 在牙釉质龋损中包含脱矿与再矿化交替进行过程的是（   ）

A. 透明层   B. 病损体部   C. 表层   D. 暗层   E. 正常釉质

15. 平滑面龋中，釉质晶体脱矿导致间隙增大，形成较大的孔隙；磨片浸封时树胶分子足以进入孔隙，镜下观察呈透明状，这一层称为（   ）

A. 透明层   B. 脱矿层   C. 表层   D. 暗层   E. 正常釉质

（二）X 型题

1. 牙本质龋的病理变化（   ）

A. 牙本质小管扩张，充满细菌   B. 牙本质小管断裂，出现裂隙   C. 牙本质小管融合，出现崩解   D. 牙本质小管溶解，钙盐沉积   E. 牙本质小管矿化，呈串珠状

2. 关于釉质龋病损体部描述哪项是正确的（   ）

A. 偏振光显微镜呈正双折射，其颜色与暗层相似   B. 该层孔隙所占容积在边缘区较少，中心区较多   C. 釉质横纹及生长线较为明显   D. 该层晶体直径可减少 10～30nm   E. 病损体部脱矿为 4 个区中最严重

3. 平滑面龋显微镜下可见（   ）

A. 早期病损区的釉柱横纹及生长线变得明显   B. 牙釉质龋继续发展，牙釉质深层受累，病损区呈三角形   C. 三角形的基底部向着牙釉质的表面   D. 三角形的基底部向着釉牙本质界   E. 在三角形病损处，可见棕黄色色素沉着，其边缘处颜色较深

4. 釉质龋（   ）

A. 可分为透明层、暗层、病损体部和表层   B. 暗层中的变化没有脱矿和再矿化的过程   C. 窝沟龋通常可形成口小底大的潜行性龋   D. 表层中有再矿化的现象存在   E. 病损体部脱矿最严重

5. 关于牙本质龋的描述正确的是（   ）

A. 与牙釉质龋相比，其发展较快   B. 常形成基底部位于釉牙本质界，尖指向髓腔的三角形病损   C. 细菌侵入时可沿牙本质小管侧支扩张   D. 最先侵入的细菌可能是产酸菌   E. 牙髓牙本质复合体的防御性反应可形成修复性牙本质

（三）名词解释

1. 龋病   2. 牙本质龋   3. 釉质龋   4. 平滑面龋   5. 窝沟龋   6. 病损体部   7. 细菌侵入层

（四）简答题

1. 简述早期釉质平滑面龋和窝沟龋的不同形态。
2. 简述牙本质龋的病理分层及特点。
3. 牙本质龋透明层的形成有何意义？

（五）病例分析题

患者，男，37岁。主诉：下颌后牙牙面变黑月余，吃冷、热食物有一过性敏感。查体：患者下颌右侧第一磨牙中央窝颜色变黑，探诊时可卡探针。高速涡轮手机制备时见中央窝有一龋洞，达牙本质浅层，未累及深部牙本质。

请分析：

（1）患者可能的诊断是什么？
（2）请用本章所学知识简要解释牙本质龋发展过程及其病理变化。

七、练习题参考答案

（一）A1型题

1. D　2. B　3. E　4. C　5. D　6. A　7. B　8. E　9. B　10. C　11. B　12. D　13. B　14. D　15. A

（二）X型题

1. ABCD　2. BCDE　3. ABCE　4. ACDE　5. ABCDE

（三）名词解释

1. 龋病：龋病是在以细菌为主的多因素作用下，牙无机物脱矿、有机物分解，导致牙硬组织发生慢性进行性破坏的一种疾病。

2. 牙本质龋：多由釉质龋发展而来，也可由根部牙骨质龋发展而来。在牙本质小管内有成牙本质细胞突起，牙本质龋是沿着牙本质小管进展的，故发展较快，同时伴有牙髓—牙本质复合体的防御性反应。

3. 釉质龋：是指发生在釉质内的龋，可发生在平滑面，也可发生在窝沟处，两者的进展与形态略有不同。

4. 平滑面龋：釉质龋的一种，多见于牙邻接面接触点下方，颊舌面近龈缘牙颈部。

5. 窝沟龋：釉质龋的一种，指磨牙咬合面、磨牙颊面沟和上颌前牙舌面的龋损。

6. 病损体部：位于表层下，暗层的浅面，是釉质龋病变的主要部分，也是病损区范围最大的一层。

7. 细菌侵入层：位于脱矿层表面，细菌侵入小管并繁殖，有的小管被细菌所充满。牙本质小管扩张，扩张的小管可排列呈串珠状。

（四）简答题

1. 简述早期釉质平滑面龋和窝沟龋的不同形态。

【解答】窝沟龋的损害性质与平滑面龋相同，但由于窝沟处的釉柱的排列方向与平滑面不同，所以形成窝沟龋的形态与平滑面龋不同。病损从窝沟侧壁开始，呈环状围绕着窝沟壁进展，并沿着釉柱的长轴方向向深部扩展。当其超过窝沟底时，则侧壁病损互相融合，结果也形成三角形的龋损区，但基底部向着釉牙本质界，顶部围绕着窝沟侧壁。窝沟底部釉质较薄，龋损很快扩展至牙本质，并沿着釉牙本质界向两侧扩展，形成口小底大的潜行性龋损。由于窝沟龋的病损底部较宽大，随着病变的进展，所累及的牙本质区域较平滑面龋大，容易造成大面积的牙本质病变。故窝沟龋比平滑面龋进展快，程度严重。

2. 简述牙本质龋的病理分层及特点。

【解答】（1）透明层：又称硬化层，为牙本质龋最深层、最早出现的改变，位于病变的底部和侧面。光镜下，此层呈均质透明状，小管结构不明显。显微硬度分析发现该层硬度较正常牙本质低，表明有一定量脱矿。在透明层内侧可见一些牙本质小管在透射光下呈云雾状。这种改变有人认为是小管内成牙本质细胞突起变性所致，故曾称为脂肪变性层。现认为小管内矿化将成牙本质细胞突起埋于其中，而深部突起在此后发生变性，即成牙本质细胞突起变性是小管内晶体沉淀所致。

（2）脱矿层：位于透明层表面，是在细菌侵入前，酸的扩散导致的脱矿改变。光镜下此层较狭窄，色深暗。电镜下观察小管结构较完整，小管内基本上无细菌侵入，仅见管周和管间牙本质的羟磷灰石晶体数量减少，说明有脱矿的存在，但胶原纤维结构基本完好。此外，部分管周有时可出现少量体积比正常大的晶体，表明脱矿同时也有再矿化发生。此层因无细菌侵入在龋治疗中曾认为可加以保留，但在临床操作中，很难区分受细菌感染或未受细菌感染的牙本质，故在洞形制备时，应将脱矿层中的软化牙本质去除。

（3）细菌侵入层：位于脱矿层表面，细菌侵入小管并繁殖，有的小管被细菌所充满。牙本质小管扩张，扩张的小管可排列呈串珠状。最先侵入的可能是产酸细菌，随后产酸和蛋白溶解的混合菌进入小管。随小管壁和管间牙本质的进一步脱矿，胶原纤维可发生变性，接着有机物基质被蛋白分解酶分解，管周牙本质变薄破坏，小管互相融合形成大小不等的坏死灶，坏死灶与小管方向平行，且可呈多灶性外观，坏死灶内充满坏死的基质残屑和细菌。有的因为沿牙本质小管侧支破坏，形成与小管垂直的裂隙。细菌侵入层内的细菌可呈不同程度的变性。由于此层内已有细菌存在，在临床窝洞预备时应彻底清除该层组织。

（4）坏死崩解层：是牙本质龋损的最表层，细菌不再局限于小管内，而侵入管间、管周牙本质。此层内几乎无正常牙本质结构保留，牙本质完全崩解破坏，只残留坏死崩解组织和细菌等。

上述各层改变的形成过程较复杂。

3. 牙本质龋透明层的形成有何意义？

【解答】透明层又称硬化层，为牙本质龋最深层、最早出现的改变，位于病变的底部和侧面。光镜下，此层呈均质透明状，小管结构不明显。电镜下观察小管内有较多的针状和（或）多边形矿化晶体沉积，随时间推移，沉积晶体数量逐渐增多，最后将小管堵塞，此乃再矿化所致。

（五）病例分析题

【解答】

（1）牙本质龋。

（2）牙本质龋的发展过程较釉质龋迅速。牙本质小管是由髓腔壁呈放射状排列的，一方面龋损沿着釉牙本质界横向扩展，同时沿牙本质小管向深部发展，按其组织矿化程度、形态改变和细菌侵入的情况不同，一般可将牙本质龋的病理改变由病损深部向表面分为四层。

1）透明层：又称硬化层，为牙本质龋最深层、最早出现的改变，位于病变的底部和侧面。光镜下，此层呈均质透明状，小管结构不明显。显微硬度分析发现该层硬度较正常牙本质低，表明有一定量脱矿。在透明层内侧可见一些牙本质小管在透射光下呈云雾状。这种改变有人认为是小管内成牙本质细胞突起变性所致，故曾称为脂肪变性层。现认为小管内矿化将成牙本质细胞突起埋于其中，而深部突起在此后发生变性，即成牙本质细胞突起变性是小管内晶体沉淀所致。

2）脱矿层：位于透明层表面，是在细菌侵入前，酸的扩散导致的脱矿改变。光镜下此层较狭窄，色深暗。电镜下观察小管结构较完整，小管内基本上无细菌侵入，仅见管周和管间牙本质的羟磷灰石晶体数量减少，说明有脱矿的存在，但胶原纤维结构基本完好。此外，部分管周有时可出现少量体积比正常大的晶体，表明脱矿同时也有再矿化发生。此层因无细菌侵入在龋治疗中曾认为可加以保留，但在临床操作中，很难区分受细菌感染或未受细菌感染的牙本质，故在洞形制备时，应将脱矿层中的软化牙本质去除。

3）细菌侵入层：位于脱矿层表面，细菌侵入小管并繁殖，有的小管被细菌所充满。牙本质小管扩张，扩张的小管可排列呈串珠状。最先侵入的可能是产酸细菌，随后产酸和蛋白溶解的混合菌进入小管。随小管壁和管间牙本质的进一步脱矿，胶原纤维可发生变性，接着有机物基质被蛋白分解酶分解，管周牙本质变薄破坏，小管互相融合形成大小不等的坏死灶，坏死灶与小管方向平行，且可呈多灶性外观，坏死灶内充满坏死的基质残屑和细菌。有的因为沿牙本质小管侧支破坏，形成与小管垂直的裂隙。细菌侵入层内的细菌可呈不同程度的变性。由于此层内已有细菌存在，在临床窝洞预备时应彻底清除该层组织。

4）坏死崩解层：是牙本质龋损的最表层，细菌不再局限于小管内，而侵入管间、管周牙本质。此层内几乎无正常牙本质结构保留，牙本质完全崩解破坏，只残留坏死崩解组织和细菌等。

实验八　牙　髓　病

一、实验目的

1. 掌握各型牙髓炎的病理变化。
2. 熟悉常见牙髓变性的病理变化。
3. 了解牙髓病的临床表现和发展过程。

二、实验内容

1. 观看牙髓病的幻灯片。
2. 观察急性、慢性牙髓炎及常见牙髓变性的切片。

三、实验用品

显微镜、多媒体系统、切片、数字切片库、牙髓病的幻灯片。

四、方法和步骤

1. 牙髓病的幻灯片

（1）急性、慢性牙髓炎的病理变化。

（2）常见牙髓变性的病理变化。

（3）牙髓病的临床表现和发展过程。

2. 急性牙髓炎切片

低倍镜观察：牙本质龋形成，龋洞已与牙髓相通，穿髓孔附近牙髓中有炎症细胞浸润，血管扩张、充血（图8-1）。

高倍镜观察：穿髓孔附近未见修复性牙本质形成；髓角处牙髓组织出现化脓灶，有大量炎细胞浸润，邻近炎症区的成牙本质细胞变性坏死（图8-2）；牙髓血管扩张、充血。

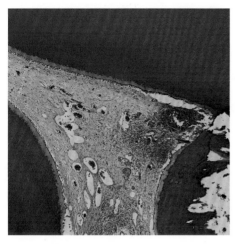

图 8-1　急性牙髓炎 1

穿髓孔附近牙髓中有炎细胞浸润，牙髓血管扩张、充血

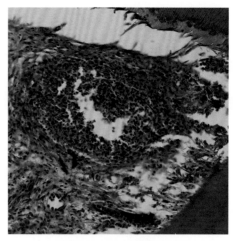

图 8-2　急性牙髓炎 2

髓角处牙髓组织出现化脓灶，大量炎细胞浸润，邻近的成牙本质细胞变性坏死

3.慢性牙髓炎（慢性闭锁性牙髓炎）切片

（1）低倍镜观察：牙本质龋洞，未穿髓；牙髓与龋洞相对应的部位有修复性牙本质形成；牙髓血管扩张、充血（图 8-3）；髓角脓肿形成，慢性炎细胞浸润，邻近炎症区的成牙本质细胞变性坏死（图 8-4）。

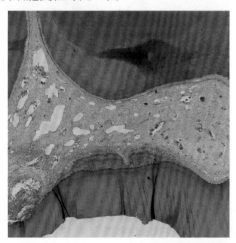

图 8-3　慢性牙髓炎 1

龋洞底部有修复性牙本质形成；牙髓血管扩张、充血

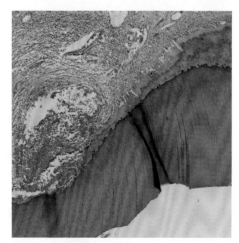

图 8-4　慢性牙髓炎 2

髓角脓肿形成，慢性炎细胞浸润

（2）高倍镜观察：龋洞底部牙本质小管扩张，形成串珠样改变（图 8-5）；邻近炎症区的成牙本质细胞变性坏死；牙髓组织有大量淋巴细胞、浆细胞等慢性炎细胞浸润（图 8-6）。

4.成牙本质细胞层空泡变性、牙髓网状萎缩切片

（1）低倍镜观察：成牙本质细胞间液体积聚形成水泡，牙髓整体呈现纤维网状结构（图 8-7）。

（2）高倍镜观察：成牙本质细胞体积变小，细胞间水泡将成牙本质细胞挤压成堆，状似稻草束（图 8-8）。牙髓组织出现大小不等的空泡状间隙，其中充满液体，牙髓整体呈现纤维网状结构（图 8-9）。

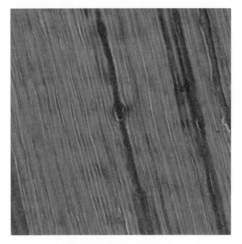

图 8-5　慢性牙髓炎 3

牙本质小管扩张，形成串珠样改变

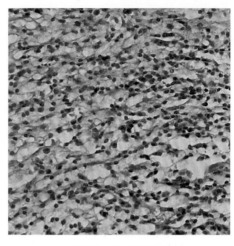

图 8-6　慢性牙髓炎 4

牙髓组织有大量淋巴细胞、浆细胞等慢性炎细胞浸润

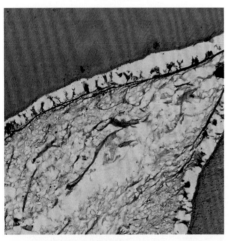

图 8-7　成牙本质细胞层空泡变性、牙髓网状萎缩

成牙本质细胞间液体积聚形成水泡，牙髓整体呈现纤维网状结构

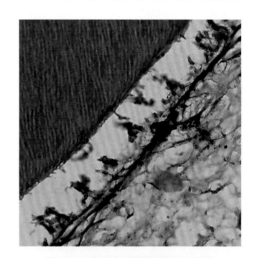

图 8-8　成牙本质细胞层空泡变性

成牙本质细胞被挤压成堆，状似稻草束

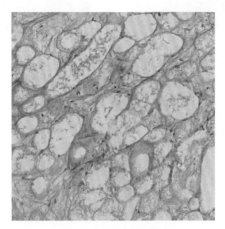

图 8-9　牙髓网状萎缩

牙髓组织出现大小不等的空泡状间隙，整体呈现纤维网状结构

5. 牙髓钙化切片

（1）低倍镜观察：牙髓细胞减少、变性坏死，形成数个形态及大小不等的髓石，游离于髓腔（图8-10）。

（2）高倍镜观察：髓腔内见钙盐层层沉积而成的同心圆状的钙化团块（图8-11）。

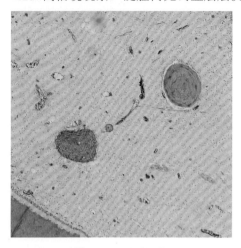

图 8-10　牙髓钙化

可见数个形态及大小不等的髓石，游离于髓腔

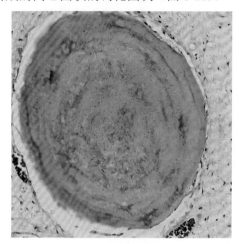

图 8-11　髓石

髓石呈现为同心圆状的钙化团块

五、实验报告

绘慢性牙髓炎的低倍镜图片。

六、练习题

（一）A1 型题

1. 急性牙髓炎的早期称为（　　　）

A. 急性浆液性牙髓炎　　B. 急性化脓性牙髓炎　　C. 急性增生性牙髓炎　　D. 牙髓充血　　E. 急性牙髓脓肿

2. 急性牙髓炎早期的病理变化是（　　　）

A. 肉芽组织形成　　B. 巨噬细胞浸润　　C. 浆细胞浸润　　D. 中性粒细胞浸润　　E. 淋巴细胞浸润

3. 龋损下方牙髓血管充血，血管通透性增加，液体渗出，组织水肿，血管壁周围有纤维蛋白渗出，此时称为（　　　）

A. 牙髓充血　　B. 急性增生性牙髓炎　　C. 急性浆液性牙髓炎　　D. 急性化脓性牙髓炎　　E. 慢性闭锁性牙髓炎

4. 牙髓组织由于营养不良或组织变性，并在此基础上钙盐沉积所形成的大小不等的钙化团块称为（　　　）

A. 外吸收　　B. 内吸收　　C. 牙髓坏死　　D. 牙髓钙化　　E. 牙髓炎

5. 多见于老年人，其病理表现为牙髓细胞减少，血管和神经消失，牙髓整体呈现纤维网状结构的为（　　　）

A. 成牙本质细胞层空泡变性　　B. 牙髓钙化　　C. 牙髓网状萎缩　　D. 牙髓纤维性变　　E. 牙髓坏死

6. 多见于老年人，牙髓中的胶原与牙髓长轴平行或呈现玻璃样变性，是以下哪种疾病的病理表现（　　）

　　A. 牙髓坏死　　　B. 牙髓钙化　　　C. 牙髓网状萎缩　　　D. 牙髓纤维性变　　　E. 成牙本质细胞层空泡变性

7. 以下哪种不属于常见牙髓变性的种类（　　）

　　A. 成牙本质细胞层空泡变性　　　B. 牙髓纤维性变　　　C. 牙髓钙化　　　D. 牙髓网状萎缩　　　E. 增生性牙髓炎

8. 发生在有龋损或有磨损的牙齿，但未穿髓，炎症常局限在龋损相对应的牙髓组织，缓慢刺激牙髓产生的炎症称为（　　）

　　A. 慢性增生性牙髓炎　　　B. 慢性闭锁性牙髓炎　　　C. 慢性溃疡性牙髓炎　　　D. 上皮型牙髓息肉　　　E. 溃疡型牙髓息肉

9. 以下哪一项不属于慢性牙髓炎的分类（　　）

　　A. 慢性闭锁性牙髓炎　　　B. 慢性溃疡性牙髓炎　　　C. 溃疡型慢性增生性牙髓炎　　　D. 上皮型慢性增生性牙髓炎　　　E. 牙髓网状萎缩

10. 病理表现为牙髓炎症迅速扩散，中性粒细胞广泛浸润至整个牙髓组织，形成多处小脓肿，髓腔压力增加，可引起牙髓液化坏死的是（　　）

　　A. 急性牙周脓肿　　　B. 急性增生性牙髓炎　　　C. 急性化脓性牙髓炎　　　D. 急性浆液性牙髓炎　　　E. 急性牙髓坏死

11. 有关溃疡性息肉描述正确的是（　　）

　　A. 表面无上皮覆盖　　　B. 外观呈粉红色　　　C. 探之不易出血　　　D. 镜下见增生的炎症性组织表面有复层鳞状上皮覆盖　　　E. 以上均正确

12. 多见于儿童及青少年，患牙有较大的穿髓孔，根尖孔粗大，牙髓血运丰富，牙髓组织经过穿髓孔突出生长，称为（　　）

　　A. 慢性闭锁性牙髓炎　　　B. 慢性溃疡性牙髓炎　　　C. 深龋　　　D. 牙周膜息肉　　　E. 牙髓息肉

13. 镜下表现为息肉由大量成纤维细胞和胶原纤维构成，其中散在淋巴细胞、浆细胞浸润，表面被覆复层鳞状上皮。此为以下哪项的病理表现（　　）

　　A. 上皮型牙髓息肉　　　B. 溃疡型牙髓息肉　　　C. 慢性闭锁性牙髓炎　　　D. 慢性溃疡性牙髓炎　　　E. 急性牙髓炎

14. 关于慢性牙髓炎的描述，错误的是（　　）

　　A. 可分为慢性闭锁性、慢性溃疡性、慢性增生性　　　B. 淋巴细胞、浆细胞、巨噬细胞浸润　　　C. 病程长者，有时可见修复性牙本质形成　　　D. 慢性增生性牙髓炎多见于儿童及青少年　　　E. 慢性增生性牙髓炎的典型临床特征是遇冷、热刺激敏感

15. 以下病变不会造成牙外吸收的是（　　）

　　A. 根尖周肉芽肿　　　B. 牙周炎　　　C. 牙髓息肉　　　D. 埋伏牙　　　E. 成釉细胞瘤

（二）A2 型题

1. 患者，男，14 岁。右下后牙进食轻微疼痛 6 个月，近一周发现有红色组织从牙洞中长出。检查见残冠，龋洞内可见肉芽组织，触之不敏感。应考虑为（　　）

　　A. 急性牙髓炎　　　B. 慢性闭锁性牙髓炎　　　C. 慢性溃疡性牙髓炎　　　D. 慢性增生性牙髓炎　　　E. 牙髓变性

2. 患者，男，12 岁。前牙外伤后 3 个月牙齿冷热疼，并发现左侧中切牙逐渐显出粉红色斑点，

X线检查患牙牙冠显示卵圆形透影区,打开髓腔发现内为一团鲜红色肉芽组织。病理检查见牙髓被增生的肉芽组织替代,边缘可见多核的破牙细胞。应诊断为（　　）

　　A. 慢性增生性牙髓炎　　B. 慢性闭锁性牙髓炎　　C. 急性化脓性牙髓炎　　D. 牙髓变性　　E. 牙内吸收

3. 患者,男,28岁。右下后牙冷热刺激疼痛半年。检查见深龋,牙髓组织切片中见血管扩张,炎细胞浸润,髓角有小脓肿形成并有肉芽组织包绕。应考虑为（　　）

　　A. 急性化脓性牙髓炎　　B. 慢性闭锁性牙髓炎　　C. 慢性溃疡性牙髓炎　　D. 慢性增生性牙髓炎　　E. 牙髓变性

4. 患者,女,40岁。前牙外伤后两年,发现牙逐渐变色。X检查患牙无明显异常,病理检查牙髓呈现无结构的红染颗粒。应考虑为（　　）

　　A. 牙髓纤维性变　　B. 慢性闭锁性牙髓炎　　C. 慢性溃疡性牙髓炎　　D. 慢性增生性牙髓炎　　E. 牙髓坏死

5. 患者,女性,34岁,下颌6于1年前已做干髓治疗,现出现咬合痛,冷热刺激痛,查下颌6充填物完整,叩痛(+),其疼痛的原因为（　　）

　　A. 急性牙髓炎　　B. 慢性牙髓炎　　C. 残髓炎　　D. 急性根尖周炎　　E. 慢性根尖周炎

（三）X型题

1. 慢性牙髓炎包括（　　）

　　A. 慢性闭锁性牙髓炎　　B. 慢性溃疡性牙髓炎　　C. 慢性增生性牙髓炎　　D. 残髓炎　　E. 牙髓坏死

2. 慢性增生性牙髓炎的特征包括（　　）

　　A. 多见于儿童及青少年　　B. 临床症状不明显　　C. 根尖孔粗大　　D. 穿髓孔小　　E. 牙髓组织增生呈息肉状

3. 下列符合牙髓变性病理改变的包括（　　）

　　A. 钙盐沉积,形成钙化团块　　B. 牙髓细胞退变,中性粒细胞聚集　　C. 成牙本质细胞间液体积聚　　D. 牙髓细胞减少,纤维成分增多　　E. 牙髓细胞减少,出现空泡状间隙

4. 下列关于牙髓钙化,说法正确的是（　　）

　　A. 牙髓钙化常见于青少年　　B. 髓石一般不引起临床症状　　C. 髓石可因患者体位改变而移动　　D. 弥漫性钙化常见于根髓内　　E. 髓石可游离于髓室内或附着于髓室壁

5. 常见的牙髓变性包括（　　）

　　A. 成牙本质细胞层空泡变性　　B. 牙髓钙化　　C. 牙髓网状萎缩　　D. 牙髓纤维性变　　E. 牙髓息肉

（四）名词解释

1. pulpo-dentinal complex　　2. 逆行性牙髓炎　　3. 可复性牙髓炎　　4. pulp polyp
5. 残髓炎　　6. 髓石　　7. 牙髓网状萎缩　　8. 牙内吸收

（五）简答题

1. 细菌感染牙髓的主要途径有哪些?
2. 简述急性牙髓炎的病理变化。
3. 简述慢性增生性牙髓炎的分型及主要病理变化。

（六）病例分析题

男，18岁，右后牙疼痛半年，检查见右上第一磨牙殆面龋，龋洞中可见一团红色组织长出，触之易出血，疼痛不明显，完整摘除后病理检查，镜下见增生的肉芽组织，无上皮覆盖，表面为炎性渗出物和坏死组织被覆，深层为新生的毛细血管、成纤维细胞和散在炎细胞浸润。

请分析：

（1）患者最可能的诊断是什么？请指出主要依据。

（2）该疾病的形成条件如何？

七、练习题参考答案

（一）A1型题

1. A　2. D　3. C　4. D　5. C　6. D　7. E　8. B　9. E　10. C　11. A　12. E　13. A　14. E　15. C

（二）A2型题

1. D　2. E　3. B　4. E　5. C

（三）X型题

1. ABCD　2. ABCE　3. ACDE　4. BCDE　5. ABCD

（四）名词解释

1. pulpo-dentinal complex：牙髓和牙本质在胚胎发生和结构功能方面关系密切，两者均由牙乳头发育而来，牙本质暴露后引起的各种变化，都和牙髓密切联系。称为牙髓-牙本质复合体。

2. 逆行性牙髓炎：严重牙周炎时，深牙周袋内的细菌及毒素通过根尖孔或侧、副根管逆行进入牙髓，引发牙髓炎症，属于牙周-牙髓联合病变。

3. 可复性牙髓炎：相当于牙髓病的组织病理学分类中的"牙髓充血"。是牙髓组织以血管扩张、充血为主要病理变化的初期炎症表现。

4. pulp polyp：常发生在乳磨牙或第一恒磨牙的慢性增生性牙髓炎，多见于儿童及青少年，由于根尖孔大，血供丰富，使炎性牙髓组织增生呈息肉状经穿髓孔突出。称为牙髓息肉。

5. 残髓炎：残髓炎是发生在残留于根管内的牙髓组织的炎症。

6. 髓石：常由于某些刺激致牙髓细胞变性坏死，并成为钙化中心，钙盐层层沉积而成，大小形态及数目不等，可游离于髓腔，也可附着在髓腔壁，一般无明显临床症状。

7. 牙髓网状萎缩：多由于牙髓血供不足，牙髓组织出现大小不等的空泡状间隙，其中充满液体。牙髓细胞减少，成牙本质细胞，血管神经消失，牙髓整体呈现纤维网状结构。多见于老年人牙髓。

8. 牙内吸收：从牙髓内壁开始向牙表面的吸收。牙内吸收可能是由于某些刺激而致牙髓被炎性肉芽组织取代。成牙本质细胞和前期牙本质破坏，失去屏障功能。炎性肉芽组织内的各类细胞释放前列腺素，白细胞介素等，激活破骨细胞，导致从髓腔内壁开始由内向外的吸收过程。

（五）简答题

1. 细菌感染牙髓的主要途径有哪些？

【解答】（1）经深龋、磨耗、楔状缺损、隐裂等途径到达牙髓。龋是细菌及其代谢产物进入牙髓的主要通道。有研究证实，细菌到达牙髓前其代谢产物便可通过牙本质小管引发牙髓炎症。

当细菌侵入牙本质距牙髓<1.0mm 时，牙髓可出现轻微的炎症反应；当细菌距牙髓<0.5mm 时，牙髓可发生明显的炎症反应。

（2）根尖孔或侧支根管是细菌进入牙髓的又一通道。严重牙周炎时，深牙周袋内的细菌可经侧支根管或根尖孔进入牙髓引发牙髓炎症。这种感染引发的牙髓炎称为逆行性牙髓炎。

（3）经血源感染。牙髓血源感染多发生在牙髓有损伤或退行性变的基础上，这种途径非常罕见。

2. 简述急性牙髓炎的病理变化。

【解答】（1）牙髓血管扩张充血。

（2）血管通透性增加。

（3）液体渗出、组织水肿。

（4）纤维蛋白渗出和中性粒细胞浸润。

（5）炎症加重，成牙本质细胞变性坏死，局部组织液化坏死，形成脓肿。

（6）炎症扩散，形成多处小脓肿，牙髓坏死。

3. 简述慢性增生性牙髓炎的分型及主要病理变化。

【解答】（1）慢性增生性牙髓炎主要表现是增生的牙髓组织充填于龋洞中或超出牙面突向口腔。根据慢性增生性牙髓炎构成成分不同，可将其分为溃疡型和上皮型。

（2）溃疡型慢性增生性牙髓炎外观常呈红色或暗红色，探之易出血。显微镜下观察主要为增生的炎性肉芽组织充填于龋洞中或突出于龋洞外，表面为炎性渗出物和坏死组织被覆，深层为新生的毛细血管、成纤维细胞和散在的淋巴细胞、浆细胞、巨噬细胞和中性粒细胞等炎细胞浸润。病程长者可见较多的成纤维细胞和胶原纤维。

（3）上皮型慢性增生性牙髓炎肉眼观察呈粉红色较坚实，探之不易出血。显微镜下见息肉由大量成纤维细胞和胶原纤维构成，其中散在淋巴细胞、浆细胞浸润，表面被覆复层鳞状上皮。

（六）病例分析题

【解答】

（1）慢性增生性牙髓炎（溃疡型）。主要依据：患者为青少年，右上第一磨牙龋坏，龋洞中可见红色的牙髓息肉长出，触之易出血，疼痛不明显；镜下见增生的肉芽组织，无上皮覆盖，表面为炎性渗出物和坏死组织被覆，深层为新生的毛细血管、成纤维细胞和散在炎细胞浸润，符合慢性增生性牙髓炎溃疡型的临床表现。

（2）慢性增生性牙髓炎多见于儿童及青少年，常发生在乳磨牙或第一恒磨牙。患者有较大的穿髓孔，根尖孔粗大，牙髓血运丰富，使炎性组织增生成息肉状经穿髓孔突出。

实验九　根尖周炎

一、实验目的

1. 掌握慢性根尖周炎的临床病理特征。

2. 掌握根尖周囊肿的临床病理特征。

二、实验内容

1. 观看根尖周炎的幻灯片。

2. 观察慢性根尖周脓肿、根尖周肉芽肿和根尖周囊肿的切片。

三、实验用品

光学显微镜、切片、多媒体系统、数字切片库、根尖周炎的幻灯片。

四、方法和步骤

1. 观看根尖周炎的幻灯片

（1）根尖周肉芽肿的临床表现和病理变化。

（2）慢性根尖周脓肿的临床表现和病理变化。

（3）根尖周囊肿的临床表现和病理变化。

2. 观察根尖周肉芽肿切片

（1）低倍镜观察：先观察牙体、牙髓组织情况，牙体组织有无缺损，牙髓组织有无炎症。其次根尖周肉芽肿病变范围局限在根尖周组织内，在低倍镜下找到病变所在区域。观察病变区域内层炎性肉芽组织和上皮团或上皮条索，外层纤维组织包绕的典型结构特征（图9-1）。

（2）高倍镜观察：根尖周肉芽肿病变区域内层为炎性肉芽组织，即毛细血管和成纤维细胞增生，以及中性粒细胞、淋巴细胞、浆细胞和巨噬细胞等散在浸润。在内层炎性肉芽组织内存在增生的上皮团或上皮条索相互交织成网状（为典型病变特征）。部分病例可见吞噬了脂质的泡沫细胞和呈针状裂隙的胆固醇晶体。外层为纤维组织包绕病变区域，限制炎症向周围扩展（图9-2）。

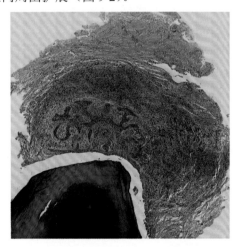 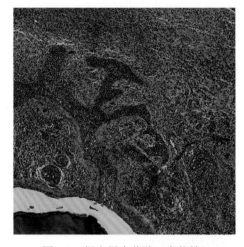

图 9-1　根尖周肉芽肿（低倍镜）　　　　图 9-2　根尖周肉芽肿（高倍镜）
根尖区肉芽组织增生，外周有纤维包绕　　　　肉芽组织和上皮条索增生，大量炎性细胞浸润

3. 慢性根尖周脓肿切片

（1）低倍镜观察：在根尖周组织周围病变区域中找到典型脓腔的结构（图9-3）。

（2）高倍镜观察：慢性根尖周脓肿病变区域分为三个区域。第一个区域内层脓肿中央，为坏死液化组织和脓细胞；第二个区域脓肿周围的炎性肉芽组织，为毛细血管和成纤维细胞，其中散在中性粒细胞、淋巴细胞、浆细胞、巨噬细胞浸润；第三个区域外周包绕的纤维结缔组织（图9-4）。

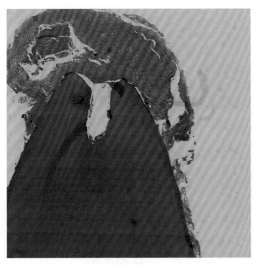

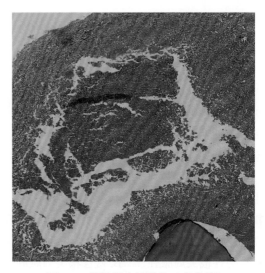

图 9-3　慢性根尖周脓肿（低倍镜）
根尖周组织中找到脓腔所在位置

图 9-4　慢性根尖周脓肿（高倍镜）
脓腔中为坏死液化组织和脓细胞

4. 根尖周囊肿切片

（1）低倍镜观察：找到根尖周囊肿中囊腔、衬里上皮和纤维囊壁所在的位置。囊腔为大小不一、形态各异的腔隙；衬里上皮厚薄不一，炎性浸润致密区常导致上皮的连续性中断；纤维囊壁为厚薄不一的纤维结缔组织（图 9-5）。

（2）高倍镜观察：高倍镜下很难观察到完整的囊腔，所以先要确认囊腔、衬里上皮和纤维囊壁所在的位置。囊腔中囊液涂片可见胆固醇晶体；衬里上皮为无角化的复层鳞状上皮，厚薄不一，上皮钉突因炎性刺激发生不规则增生、伸长，相互融合呈网状，上皮表现为明显的细胞间水肿和以中性粒细胞为主的上皮炎症细胞浸润，炎性浸润致密区常导致上皮连续性中断；纤维囊壁内炎症明显，炎性浸润细胞主要为淋巴细胞、浆细胞、中性粒细胞及泡沫状吞噬细胞。衬里上皮和纤维囊壁内有时可见到透明小体（图 9-6）。

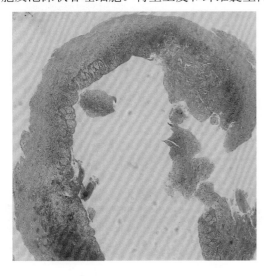

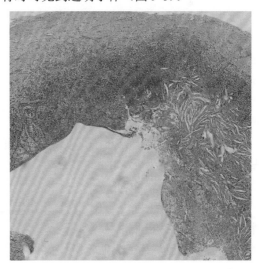

图 9-5　根尖周囊肿（低倍镜）
观察囊腔、衬里上皮和纤维囊壁所在位置

图 9-6　根尖周囊肿（高倍镜）
衬里上皮钉突不规则增长融合成网状，上皮连续性中断；纤维囊壁中大量炎症细胞浸润

五、实验报告

绘根尖周肉芽肿的高倍镜图片。

六、练习题

（一）A1 型题

1. 镜下可见增生的肉芽组织团块，周界清楚，主要由新生的毛细血管、成纤维细胞和浸润的各类炎症细胞构成，毛细血管内皮细胞增生肿胀，可诊断的疾病为（   ）

　　A.急性根尖周脓肿　　　B.慢性根尖周脓肿　　C.根尖囊肿　　D.根尖周肉芽肿　　E.致密性骨炎

2. 根尖牙周膜内脓肿形成，中央为坏死液化组织和脓细胞，脓肿外周为炎性肉芽组织，肉芽组织外周有纤维组织包绕，根尖牙骨质和牙槽骨有吸收破坏，可诊断的疾病为（   ）

　　A.急性根尖周脓肿　　　B.慢性根尖周脓肿　　C.根尖肉芽肿　　D.根尖囊肿　　E.致密性骨炎

3. 急性浆液性根尖周炎的病理变化是（   ）

　　A.少量中性粒细胞浸润　　　B.根尖部牙槽骨增生　　　C.病变内间增生的鳞状上皮条索　　　D.病变中大量肉芽组织形成　　　E.根尖部牙骨质吸收

4. 根尖脓肿最常见的排脓途径是（   ）

　　A.唇颊侧牙龈　　B.上颌窦　　C.牙周袋　　D.腭侧牙龈　　E.龋洞

5. 严重牙周炎患者，根尖脓肿排脓方式最差的是（   ）

　　A.唇颊侧牙龈排脓　　　B.腭侧牙龈排脓　　　C.龋洞排脓　　　D.牙周袋排脓　　　E.黏膜下排脓

6. 根尖肉芽肿的病理表现为（   ）

　　A.根尖周病变中央细胞坏死液化，形成脓液，周围有密集的淋巴细胞和浆细胞浸润　　　B.根尖周病变内大量中性粒细胞渗出，局部组织坏死液化，脓肿形成　　　C.牙髓组织中出现大小不等的泡状间隙，其中充满液体，牙髓细胞减少　　　D.牙髓血管扩张充血，液体成分渗出，组织水肿　　　E.根尖周病变以淋巴细胞、浆细胞和巨噬细胞（泡沫细胞）浸润、血管内皮细胞和成纤维细胞增生为特征

7. 炎性肉芽组织形成主要见于（   ）

　　A.釉质龋　　B.牙本质龋　　C.牙髓变性　　D.急性牙髓炎　　E.慢性牙髓炎

8. 咬紧患牙时疼痛有所缓解的病变为（   ）

　　A.慢性化脓性根尖周炎　　　B.急性化脓性根尖周炎　　　C.根尖周肉芽肿　　　D.急性浆液性根尖周炎　　　E.根尖周囊肿

9. 慢性根尖周炎中最多见的是（   ）

　　A.慢性根尖周脓肿　　　B.慢性根尖周肉芽肿　　　C.慢性根尖周囊肿　　　D.致密性骨炎　　　E.慢性牙槽脓肿

10. 根尖周牙周膜坏死，液化形成大脓肿，形成局限性的牙槽突骨髓炎，是以下哪种疾病的病理表现（   ）

　　A.慢性根尖周肉芽肿　　　B.致密性骨炎　　　C.慢性根尖周脓肿　　　D.急性浆液性根尖周炎　　　E.急性牙槽脓肿

11. 根尖部的炎性肉芽增生，可见泡沫细胞、含铁血黄素和胆固醇结晶沉着，是以上哪种的病理表现（　　）

A. 慢性根尖周肉芽肿　　B. 致密性骨炎　　C. 慢性根尖周脓肿　　D. 急性浆液性根尖周炎　　E. 急性牙槽脓肿

12. 慢性根尖周肉芽肿在一定条件下可转化成根尖周囊肿，其囊肿的上皮来源是（　　）

A. 经瘘道口长入的口腔黏膜的上皮或皮肤　　B. 呼吸道上皮　　C. 牙周袋壁上皮　　D. Malassez 上皮剩余　　E. Serres 上皮剩余

13. 以下疾病容易在年轻，或者抵抗力强的患者中出现的是（　　）

A. 急性根尖周炎　　B. 慢性根尖周炎　　C. 牙髓坏死　　D. 化脓性骨髓炎　　E. 致密性骨炎

14. 根尖周组织血管扩张充血，组织水肿，少量中性粒细胞游出血管，这一阶段称为（　　）

A. 慢性根尖周肉芽肿　　B. 急性浆液性根尖周炎　　C. 慢性根尖周脓肿　　D. 致密性骨炎　　E. 急性牙槽脓肿

15. 根尖周组织病理切片镜下可见大量中性粒细胞渗出，局部组织坏死液化，脓肿形成，并向邻近骨髓腔扩展，产生局限性的牙槽突骨髓炎属于哪期（　　）

A. 急性浆液性根尖周炎　　B. 急性牙槽脓肿　　C. 慢性根尖肉芽肿　　D. 慢性根尖周脓肿　　E. 根尖囊肿

（二）X 型题

1. 引起急慢性根尖周炎的病因有哪些（　　）

A. 细菌因素　　B. 化学刺激　　C. 物理刺激　　D. 免疫学因素　　E. 牙髓疾病向根尖周扩散

2. 慢性根尖周脓肿的镜下表现描述正确的一项是（　　）

A. 肉芽肿中央细胞液化、坏死，形成脓液　　B. 可由急性牙槽脓肿转变来　　C. 周围主要是中性粒细胞、巨噬细胞　　D. 有胆固醇晶体和含铁血黄素沉积　　E. 在邻近的牙周膜和骨髓腔内也可见血管扩张，炎细胞浸润

3. 某些根尖周炎的患者在抵抗力强，感染轻微的低度刺激下，可呈现修复性反应，对于此反应的描述正确的是（　　）

A. 根尖牙骨质吸收处重新沉积　　B. 骨小梁增生，骨髓腔缩小　　C. 骨髓被纤维组织取代　　D. 牙骨质在根面被吸收　　E. X 线片显示阻射区与周围正常骨分界不清

4. 上皮性根尖肉芽肿转变成根尖周囊肿的方式有哪些（　　）

A. 上皮团液化变性，渗透压增高发展为囊肿　　B. 上皮覆盖脓腔，炎症缓解后转变为囊肿　　C. 上皮包裹的肉芽组织发生退变、坏死形成囊肿　　D. 上皮团中心营养障碍，周围组织液增多　　E. 上皮团细胞不断增生，形成囊肿

5. 根尖肉芽肿内上皮团及上皮条索来源有哪些（　　）

A. 牙周袋袋壁上皮　　B. 经瘘道长入的上皮　　C. Malassez 上皮剩余　　D. 呼吸道上皮　　E. Serres 上皮剩余

（三）名词解释

1. 根尖周囊肿　　2. 透明小体　　3. 残余囊肿　　4. 根尖周炎
5. 蜂窝织炎　　6. 根尖周肉芽肿　　7. 致密性骨炎　　8. 慢性根尖周脓肿

（四）简答题

1. 简述根尖肉芽肿转化为根尖周囊肿的方式。
2. 阐述急性根尖脓肿的排脓途径。
3. 简述根尖周囊肿的病理变化特征。

七、练习题参考答案

（一）A1 型题

1. D　2. B　3. A　4. A　5. D　6. E　7. E　8. D　9. B　10. E　11. A　12. D　13. E　14. B　15. B

（二）X 型题

1. ABCDE　2. ABCE　3. ABCE　4. ABCD　5. ABCD

（三）名词解释

1. 根尖周囊肿：是颌骨内最常见的牙源性囊肿，属于炎症性囊肿，一般经历了牙齿龋坏、牙髓炎和坏死、根尖周组织的炎症和免疫反应、Malassez 上皮剩余增殖以及增殖上皮团块中央液化、囊性变等一系列病理过程，因此根尖周囊肿常发生于一死髓牙的根尖部。

2. 透明小体：为弓形线状或环状的均质小体，呈嗜伊红染色。

3. 残余囊肿：相关牙拔出后，若其根尖炎症未作适当处理而继发囊肿。

4. 根尖周炎：指发生在牙根尖周组织的炎症性疾病，绝大多数根尖周炎继发于牙髓疾病。

5. 蜂窝织炎：软组织或皮下中性粒细胞大量弥漫浸润，而引发广泛的化脓性炎症。

6. 根尖周肉芽肿：是指根尖周牙周膜受根管内病原慢性刺激，表现以增生为主的炎症反应，肉芽组织形成，根尖周正常组织结构破坏，以肉芽组织取代根尖周组织。

7. 致密性骨炎：X 线片显示根尖周局灶性阻射影，与正常骨分界不清。

8. 慢性根尖周脓肿：常由于急性牙槽脓肿自行穿破引流后或经应急处理后未彻底治疗迁延而来。

（四）简答题

1. 简述根尖肉芽肿转化为根尖周囊肿的方式。

【解答】①增生的上皮团中心由于营养障碍，液化变化发展成囊肿；②增生的上皮被覆脓腔，当炎症缓解后转变成囊肿；③增生的上皮包裹的炎症肉芽组织也可以发生退变、坏死形成囊肿。

2. 阐述急性根尖脓肿的排脓途径。

【解答】①穿破牙槽骨骨髓腔达骨外板，形成骨膜下脓肿，最后穿破骨膜，突破黏膜或皮肤排脓，突破口常常靠近唇颊侧牙龈；②根管粗大者脓液通过根尖孔经龋洞排出；③脓液经牙周袋排出。

3. 简述根尖周囊肿的病理变化特征。

【解答】根尖周囊肿的病理变化特征主要分为三个部分，包括囊腔、衬里上皮和纤维囊壁。①囊腔中囊液涂片可见胆固醇晶体；②衬里上皮为无角化的复层鳞状上皮，厚薄不一，上皮钉突因炎性刺激发生不规则增生、伸长，相互融合呈网状，上皮表现为明显的细胞间水肿和以中性粒细胞为主的上皮炎症细胞浸润，炎性浸润致密区常导致上皮连续性中断；③纤维囊壁内炎症明显，炎性浸润细胞主要为淋巴细胞、浆细胞、中性粒细胞及泡沫状吞噬细胞。衬里上皮和纤维囊壁内可见到透明小体。

实验十 牙周组织病

一、实验目的

1. 掌握慢性龈炎、牙周炎的组织学特征。
2. 熟悉牙周组织病的临床特点。

二、实验内容

1. 观看牙周组织病的幻灯片。
2. 观察慢性龈炎、牙周炎切片。

三、实验用品

显微镜、多媒体系统、切片、数字切片库、牙周组织病的幻灯片。

四、方法和步骤

1. 牙周组织病的幻灯片

（1）牙龈病。

（2）牙周炎。

2. 慢性龈炎切片

（1）低倍镜观察：釉质因脱矿处理不能显示，其余牙体组织结构正常（图 10-1），牙龈肿胀，龈沟内见散在不规则物质（图 10-2）。牙周膜和牙槽骨未见明显异常。

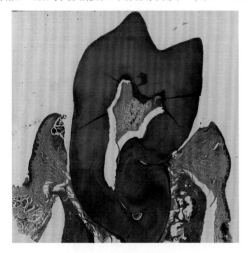

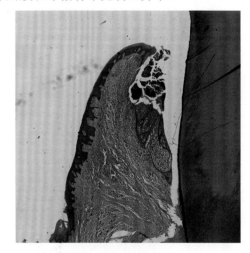

图 10-1 慢性龈炎 1

釉质因脱矿缺失，其余牙体组织结构正常

图 10-2 慢性龈炎 2

牙龈肿胀，龈沟内见散在不规则物质

（2）高倍镜观察：牙龈肿胀，龈沟内见炎性渗出物及牙垢，结合上皮增生有上皮钉突，伸入结缔组织中（图 10-3），龈沟内上皮表层糜烂（图 10-4），部分胶原纤维变性或丧失，牙龈炎症细胞浸润范围局限，组织中可见大量淋巴细胞和浆细胞浸润（图 10-5、图 10-6）。牙槽骨和牙周膜未受累，牙周附着尚未丧失。

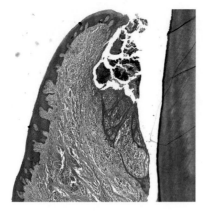

图 10-3　慢性龈炎 3

结合上皮增生呈网眼状，部分上皮剥脱

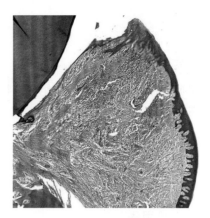

图 10-4　慢性龈炎 5

牙龈肿胀，龈沟内上皮表层糜烂

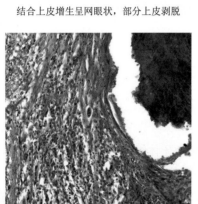

图 10-5　慢性龈炎 4

牙龈胶原纤维减少，大量淋巴、浆细胞浸润

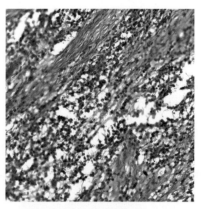

图 10-6　慢性龈炎 6

牙龈胶原纤维减少，大量淋巴、浆细胞浸润

五、实验报告

绘慢性龈炎的高倍镜图片。

六、练习题

（一）A1 型题

1. 慢性龈炎的主要病因是（　　　）

　A. 食物嵌塞　　B. 细菌感染　　C. 牙石形成　　　D. 不良习惯　　　E. 不良修复体

2. 剥脱性龈病损的病理变化下列哪项不正确（　　　）

　A. 上皮与结缔组织的形成的基底下疱　　　B. 基底细胞水肿　　C. 基底细胞液化　　　D. 上皮萎缩、棘层变薄　　E. 上皮增生

3. 下列哪项是牙周袋形成的机制（　　　）

　A. 牙骨质暴露　　B. 牙槽骨吸收　　C. 结合上皮向根方增殖　　　D. 沟内上皮糜烂、溃疡　　E. 牙周膜破坏

4. 静止期牙周炎的标志是（　　　）

　A. 沟内上皮或袋壁上皮周围的炎症减少　　B. 结合上皮下炎症减少　　C. 牙周袋和牙槽骨之间大量新生的纤维结缔组织增生　　D. 骨吸收陷窝有骨样基质形成　　E. 牙根面有牙石形成

5. 袋底位于牙槽嵴顶上方，与牙槽骨水平吸收有关者为（　　　）

　　A. 龈袋　　　B. 骨内袋　　　C. 骨上袋　　　D. 龈沟　　　E. 以上都不是

6. 下列哪项不是牙周炎的病理改变（　　　）

　　A. 活动期和静止期交替出现　　　B. 牙周袋形成　　　C. 牙槽骨出现活跃的破骨细胞性骨吸收陷窝　　　D. 龈乳头及龈缘坏死　　　E. 沟内上皮糜烂或溃疡

7. 牙周炎活动期病变有下列病理变化，除了（　　　）

　　A. 牙周袋内有大量炎性渗出物　　　B. 有大量新生的成纤维细胞和扩张、充血的毛细血管　　　C. 沟内上皮出现糜烂或溃疡　　　D. 结合上皮向根方增殖　　　E. 根面暴露的牙骨质可见不同程度的吸收

8. 假性牙周袋是指（　　　）

　　A. 早期骨内袋　　　B. 由牙槽嵴水平吸收在牙龈和牙冠之间形成的沟袋　　　C. 龈袋　　　D. 龈沟　　　E. 牙周袋邻近牙龈的部分

9. 纤维增生型慢性牙龈炎的病理改变包括（　　　）

　　A. 牙龈的纤维结缔组织增生不明显　　　B. 毛细血管增生不明显　　　C. 牙龈组织内有大量的淋巴细胞、浆细胞浸润　　　D. 毛细血管扩张、充血　　　E. 牙龈的纤维结缔组织水肿明显

10. 炎症水肿型慢性牙龈炎的病理改变包括（　　　）

　　A. 上皮下纤维结缔组织水肿明显　　　B. 上皮下纤维结缔组织增生成束　　　C. 纤维束间可见少量淋巴细胞和浆细胞浸润　　　D. 毛细血管增生不明显　　　E. 纤维束间无中性粒细胞浸润

11. 慢性牙龈炎与牙周炎之间关系正确的是（　　　）

　　A. 慢性牙龈炎与牙周炎之间一定存在因果关系　　　B. 慢性牙龈炎绝大多数会发展为牙周炎　　　C. 慢性牙龈炎一定不会发展为牙周炎　　　D. 慢性牙龈炎中一部分会发展为牙周炎　　　E. 慢性牙龈炎一定发展为牙周炎

12. 牙龈增生范畴的牙龈组织病下列哪项不正确（　　　）

　　A. 青春期龈炎　　　B. 妊娠期龈炎　　　C. 纤维增生型慢性牙龈炎　　　D. 药物性牙龈炎　　　E. 遗传性牙龈纤维瘤病

13. 下列哪项不属于剥脱性龈病损为表征的疾病（　　　）

　　A. 扁平苔藓　　　B. 红斑狼疮　　　C. 急性坏死性溃疡性龈炎　　　D. 类天疱疮　　　E. 天疱疮

14. 下列哪项不属于独立性疾病（　　　）

　　A. 浆细胞龈炎　　　B. 龈增生　　　C. 急性坏死性溃疡性牙龈炎　　　D. 慢性龈病　　　E. 剥脱性龈病损

15. 决定牙周炎进展和结局的始动因素是（　　　）

　　A. 宿主因素　　　B. 食物因素　　　C. 细菌微生物　　　D. 时间因素　　　E. 环境因素

16. 关于牙周炎描述哪项是错误的（　　　）

　　A. 晚期牙齿松动、脱落　　　B. 临床特征是：牙龈出血、牙齿松动、牙周溢脓　　　C. 主要病理改变是：结合上皮破坏向根方移位，牙周袋形成，牙槽骨吸收　　　D. 所有牙周炎的发展均为一种持续性缓慢过程　　　E. 是一种由细菌微生物引起的牙周组织炎症性破坏性疾病

17. 牙周炎致病菌菌膜上所含脂多糖描述下列哪项是错误的（　　　）

　　A. 脂多糖是细菌在繁殖过程中直接释放的物质　　　B. 增强吞噬细胞释放溶酶体酶，引起组织损伤　　　C. 抑制成纤维细胞的生长、繁殖　　　D. 活化破骨细胞，促进骨的吸收、破坏　　　E. 主要损伤细胞成分

18. 在下列牙周炎各期中出现破骨细胞活跃的是（　　　）

　　A. 早期病变　　　B. 始发期　　　C. 病损确立期　　　D. 进展期　　　E. C+A

19. 关于静止期牙周炎病理变化哪项是错误的（　　　）

　　A. 牙根面被吸收的牙骨质也出现新生现象　　　B. 牙周袋与牙槽骨之间可见大量新生的纤维结缔组织　　　C. 牙槽骨吸收呈静止状态，在牙槽嵴旁吸收处可见新骨形成　　　D. 牙槽骨内常见成骨细胞和破骨细胞　　　E. 牙周袋壁上皮及结合上皮周围炎症明显减少

20. 牙周炎时，可形成金属蛋白酶的细胞不包括（　　　）

　　A. 成纤维细胞　　　B. 破骨细胞　　　C. 中性粒细胞　　　D. 上皮细胞　　　E. 巨噬细胞

21. 对牙周组织起破坏作用的细胞因子中最重要的侵袭者是（　　　）

　　A. 金属蛋白酶　　　B. GPE2　　　C. IL-1　　　D. 一氧化氮　　　E. 以上均是

22. 影响宿主对牙周炎致病菌反应性的因素是（　　　）

　　A. 免疫应答反应的强弱　　　B. 体内激素水平　　　C. 遗传基因的控制　　　D. 获得性危险因素如吸烟等　　　E. 以上均是

23. 菌斑在牙周炎中所起的作用是（　　　）

　　A. 菌斑在牙周炎的进展中起决定性作用　　　B. 菌斑在牙周炎的病因中起决定性作用　　　C. 菌斑对牙周炎的预后起决定性作用　　　D. 菌斑对宿主的免疫反应起决定性作用　　　E. 菌斑对牙龈炎发展为牙周炎起决定性作用

24. 关于活动期牙周炎病理变化描述哪项是错误的（　　　）

　　A. 结合上皮向深部增生并与牙面分离，形成深牙周袋　　　B. 基质和胶原纤维变性溶解，大部分丧失　　　C. 牙槽骨吸收与修复都比较明显　　　D. 炎症浸润向深部蔓延、扩展，浆细胞增多　　　E. 牙周袋内的炎性渗出物中，抗体和补体成分较多

（二）A2 型题

1. 患者，女，19 岁，主诉：前牙牙龈红肿、肥大 1 年余。临床检查：上唇短，上前牙唇侧牙龈边缘及龈乳头增生肥大，覆盖牙冠的 1/3，质地较韧。最可能的诊断是（　　　）

　　A. 青春期龈炎　　　B. 急性坏死性溃疡性龈炎　　　C. 牙龈纤维瘤病　　　D. 增生性龈炎　　　E. 慢性龈缘炎

2. 患者，男，55 岁。主诉：前牙牙龈红肿、肥大 1 年余，高血压病史 4 年，口服降压药硝苯地平 2 年。此患者最可能的诊断是（　　　）

　　A. 青春期龈炎　　　B. 边缘性龈炎　　　C. 青少年牙周炎　　　D. 增生性龈炎　　　E. 药物性牙龈增生

3. 女，19 岁，牙龈增生数年。有癫痫病史，检查：全口牙龈增生，覆盖牙面的 1/3 左右，牙龈质地坚韧，仅龈缘处略红。考虑该病最可能的诊断为（　　　）

　　A. 牙龈纤维瘤病　　　B. 药物性牙龈增生　　　C. 边缘性龈炎　　　D. 青春期龈炎　　　E. 坏死性龈炎

4. 患者，女，32 岁。主诉：左上后牙牙龈肿大 1 年余，无明显疼痛。检查：左上 3、4 间颊侧龈乳头处见一椭圆形增生物，质地较韧，探易出血，未探及龈下牙石。X 线片示：左上 3、4 间骨密度减低。最可能的诊断为（　　　）

　　A. 龈缘炎　　　B. 牙龈瘤　　　C. 牙龈增生　　　D. 龈乳头炎　　　E. 青春期龈炎

5. 患儿，女，14 岁，主诉：前牙牙龈红肿肥大 1 年余，有口呼吸习惯，体健。临床检查：牙

龈充血水肿明显，探诊易出血，龈乳头呈球状突起。此患者最可能的诊断是（　　）

　　A. 青春期龈炎　　B. 边缘性龈炎　　C. 青少年牙周炎　　D. 增生性龈炎　　E. 药物性牙龈增生

6. 患者，女，24岁。刷牙牙龈反复出血，可自止，无自发性出血，临床检查：血常规正常，口腔卫生一般，龈缘较多结石，牙龈轻度肿胀充血，未探及附着丧失。临床可初步诊断为（　　）

　　A. 牙周炎　　B. 血小板减少症　　C. 牙龈炎　　D. 牙龈增生　　E. 维生素C缺乏症

7. 患者，女，47岁。主诉：牙松动伴牙龈出血3年。检查：全口牙龈充血红肿，多数牙松动，探诊牙周袋深度3～5mm。最可能诊断为（　　）

　　A. 坏死性龈炎　　B. 成人牙周炎　　C. 快速进展性牙周炎　　D. 青春前期牙周炎　　E. 青少年牙周炎

（三）X型题

1. 有关慢性龈炎的病理变化特点，下列哪项是正确的（　　）

　　A. 主要在牙龈的龈沟壁处有炎症细胞浸润　　B. 炎症细胞浸润的区域的胶原纤维大多变性或丧失　　C. 在沟内上皮下浸润的是中性粒细胞和淋巴细胞　　D. 炎症水肿型慢性龈炎上皮下纤维组织水肿明显　　E. 纤维增生型慢性龈炎毛细血管增生明显

2. 以下龈增生的病理变化描述哪些正确的是（　　）

　　A. 纤维结缔组织增生是主要的特点　　B. 胶原纤维出现水肿、变性　　C. 毛细血管增生、扩张、充血　　D. 一般炎症不明显　　E. 合并口腔菌斑感染与慢性龈炎并存

3. 有关维生素C缺乏性龈炎的描述，哪些是正确的（　　）

　　A. 牙龈组织出血、水肿为主要特点　　B. 胶原纤维明显增多　　C. 口腔牙龈极易出血　　D. 牙龈呈紫红色、质地松软、肿胀　　E. 不易出现牙松动

4. 造成牙周炎的主要因素是（　　）

　　A. 遗传　　B. 全身性疾病　　C. 病毒感染　　D. 龈下菌斑　　E. 龈下结石

5. 牙菌斑的主要通过以下哪些致病的（　　）

　　A. 菌体内毒素　　B. 细菌酶　　C. 外毒素　　D. 细胞因子　　E. 代谢产物

（四）名词解释

1. 边缘性龈炎　　2. 龈乳头炎　　3. 牙周炎　　4. 龈增生　　5. 维生素C缺乏性龈炎　　6. 白血病性龈增大　　7. 浆细胞龈炎　　8. 牙周变性　　9. 龈袋　　10. 骨上袋　　11. 骨内袋

（五）简答题

1. 牙周袋的病理分型？
2. 从组织病理学的角度解释慢性牙周炎的临床症状。
3. 牙龈炎与牙周炎有何不同？
4. 简述活动期牙周炎的病理变化。

（六）病例分析题

1. 患者，女，15岁，后牙咀嚼无力半年余。否认系统病史。检查见牙石（+++），牙龈红肿，溢脓，BOP(+)，PD 7～8mm，后牙普遍有Ⅰ～Ⅱ度松动，X线示牙槽骨普遍水平吸收至根下1/3。

请分析：

（1）患者最可能的诊断是什么？请指出主要依据。

（2）描述该类型疾病的病变特点。

2.患者，男性，30岁，主诉：刷牙牙龈出血半年余，食硬物时也可有出血，漱口后自行止住。检查：PD<3mm。X线片：未见牙槽骨吸收。

请分析：

（1）患者最可能的诊断是什么？请指出主要依据。

（2）该类型疾病的镜下特点有哪些？

七、练习题参考答案

（一）A1 型题

1.B　2.E　3.C　4.D　5.C　6.D　7.B　8.C　9.B　10.A　11.D　12.C　13.C　14.E　15.C　16.D　17.A　18.D　19.D　20.B　21.A　22.E　23.B　24.C

（二）A2 型题

1.D　2.E　3.B　4.B　5.A　6.C　7.B

（三）X 型题

1.ABCD　2.ABCDE　3.ACD　4.DE　5.ABCDE

（四）名词解释

1.边缘性龈炎：慢性龈炎主要局限在牙龈边缘部位，称边缘性龈炎。

2.龈乳头炎：慢性龈炎主要局限在龈乳头时，称龈乳头炎。

3.牙周炎：是发生在牙支持组织上的炎症性感染性疾病，即狭义上所谓的牙周病（不包括牙龈病）。

4.龈增生：主要指由多种原因引发的以纤维结缔组织增生为主要病理学改变的一组疾病，又称为增生性龈炎。

5.维生素 C 缺乏性龈炎：主要由于维生素 C 缺乏引起的牙龈组织炎症性疾病。

6.白血病性龈增大：各项白血病都可引起牙龈增大，增大的牙龈并不是龈组织本身的细胞成分，而是由大量未成熟的幼稚白细胞浸润，取代了牙龈组织，形成不规则的增大。

7.浆细胞龈炎：是指弥漫性龈炎、舌炎和唇炎同时出现，为浆细胞综合征。

8.牙周变性：是指牙周组织的非炎症性、营养不良性退行性变、变质、退化等，其包括水样变性、黏液变性、玻璃样变等。

9.龈袋：又称假性牙周袋，是牙槽骨尚无明显的吸收，牙槽骨的高度尚未消失，仅仅是牙龈组织由于炎症性增生、肿大、导致龈缘覆盖牙冠面形成的龈袋。

10.骨上袋：牙周袋在牙槽嵴顶的上方，由于牙槽嵴为水平型骨吸收，其高度明显降低，导致骨上袋形成。

11.骨内袋：牙周袋在牙槽嵴顶的下方，牙槽骨在袋的侧方，其牙周袋处于压根面与牙槽骨之间。

（五）简答题

1.牙周袋的病理分型？

【解答】①龈袋，又称假性牙周袋，是牙槽骨尚无明显的吸收，牙槽骨的高度并未丧失，仅仅是牙龈组织由于炎症性增生、肿大，导致龈缘覆盖牙冠而形成的龈袋。②骨上袋，牙周袋底在牙槽嵴顶的上方，由于牙槽嵴为水平型骨吸收，其高度明显降低，导致骨上袋形成。③骨内袋，牙周袋位于牙槽嵴顶下方，牙槽骨在袋的侧方，牙周袋处于牙根面与牙槽骨之间。主要由于牙槽骨发生垂直型骨吸收所致，此时牙槽的高度变化轻微，但牙根周围的固有牙槽骨吸收、破坏显著，X线表现，骨内袋的牙槽骨呈垂直性吸收，牙周膜间隙明显增宽。

2. 从组织病理学的角度解释慢性牙周炎的临床症状。

【解答】牙周袋形成：牙周组织炎症导致的牙周组织破坏，结合上皮与牙体剥离并且向根方增殖。牙槽骨吸收：多种致炎因子的作用下，导致破骨细胞活跃，吸收牙槽骨。牙周溢脓：牙周袋的化脓性炎症。牙松动：牙周组织的炎症性破坏，合并咬合创伤等使牙周膜纤维破坏，产生牙松动。

3. 牙龈炎与牙周炎有何不同？

【解答】主要在于牙龈炎（慢性）一般不破坏牙周膜和牙槽骨，结合上皮不受炎症破坏；而牙周炎的特点是沟上皮、结合上皮的炎症性破坏，导致牙周袋形成，并且有牙槽骨的吸收。

4. 简述活动期牙周炎的病理变化。

【解答】①牙面有菌斑、牙垢及牙石。②牙周袋内大量炎性渗出物。③龈沟上皮糜烂或溃疡，向深部增生，炎细胞浸润。④结合上皮与牙面剥离，向根方增殖，出现上皮钉突，形成深牙周袋，炎细胞浸润。⑤上皮下方结缔组织胶原纤维出现水肿、变形、丧失，被炎细胞代替，深部相对正常。⑥牙根面暴露，牙石附着，脱矿，根面吸收；⑦牙槽骨表面破骨细胞，牙槽骨吸收破坏。

（六）病例分析题

1.【解答】

（1）广泛型侵袭性牙周炎。主要依据：①患者为青少年，后牙咀嚼无力半年余。否认系统病史。检查见牙石（+++），牙龈红肿，溢脓，BOP(+)，PD 6～8mm，后牙普遍有Ⅰ～Ⅱ度松动。②X线示牙槽骨普遍水平吸收至根下1/3。

（2）该类型疾病的病变特点包括：①牙面上有不同程度的牙菌斑、软垢及牙石堆积。②牙周袋内有大量炎性渗出物、免疫球蛋白及补体等成分。③沟内上皮出现糜烂和溃疡，一部分上皮向纤维结缔组织内增生呈条索状或网眼状，有大量炎细胞浸润，并见一部分炎细胞及渗出物移出至牙周袋。④结合上皮向根方增殖、延伸、上皮附着与根面剥离，形成深牙周袋，其周围有密集的炎症细胞浸润。⑤沟内上皮及结合上皮下方的胶原纤维水肿、变性、丧失，大部分已被炎细胞取代，牙槽嵴顶骨吸收明显。⑥牙槽骨出现活跃的破骨细胞性骨吸收陷窝。⑦牙周膜的基质及胶原变性、降解，由于骨的吸收、破坏，导致牙周膜间隙增宽。⑧深牙周袋致使根面的牙骨质暴露，可见牙石和牙骨质牢固附着。

2.【解答】

（1）单纯性龈炎。主要依据：①患者为无刷牙习惯的成年人，主诉：刷牙牙龈出血半年余，食硬物时也可有出血，漱口后自行止住。检查：PD<3mm。②X线片：未见牙槽骨吸收。

（2）该疾病的镜下特点：肿瘤上皮可形成不同结构，间质成分较少。①主要在牙龈的龈沟壁处有炎细胞浸润，在沟内上皮的下方可见中性粒细胞浸润，再下方为大量淋巴细胞（主要为T淋巴细胞）。②炎症细胞浸润区域的胶原纤维大多变性或丧失。

<h1 style="text-align:center">实验十一　口腔黏膜病</h1>

一、实验目的

1. 掌握口腔黏膜病的基本病理变化，如：过度角化和角化不良，上皮异常增生，棘层，松解，疱，基底细胞空泡性变及液化，糜烂和溃疡，斑。

2. 掌握常见口腔黏膜病临床表现及病变特点，如：口腔白斑，口腔扁平苔藓，慢性盘状红斑狼疮，天疱疮，念珠菌病的病理变化。

3. 熟悉口腔红斑，口腔黏膜下纤维性变，良性黏膜类天疱疮，肉芽肿性唇炎的病理变化。

4. 了解艾滋病的口腔表现。

二、实验内容

1. 观看口腔黏膜病的幻灯片。

2. 观看白斑，口腔扁平苔藓，慢性盘状红斑狼疮，天疱疮，口腔黏膜下纤维性变，良性黏膜类天疱疮的病理切片。

三、实验用品

光学显微镜、多媒体系统、数字切片库、显微镜、口腔黏膜病切片、口腔黏膜病幻灯片。

四、方法和步骤

1. 口腔白斑单纯性增生切片

（1）低倍镜观察：上皮表面是否平坦；上皮表面有无角化；颗粒层是否明显；棘细胞层是否有增加；上皮钉突是否有改变；基底膜是否清晰；固有层和黏膜下层是否有炎症细胞浸润（图 11-1、图 11-2）。

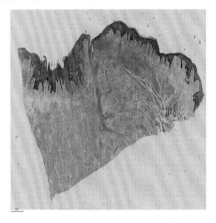

图 11-1　口腔白斑单纯性增生 1
上皮增厚，表面平坦

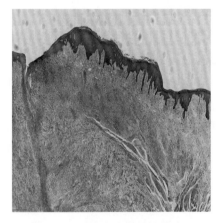

图 11-2　口腔白斑单纯性增生 2
上皮表面平坦，表面有角化，为过度正角化，颗粒层增厚，
棘细胞层增生明显

（2）高倍镜观察：上皮单纯性增生，主要表现为上皮过度正角化，上皮粒层明显和棘层增生，没有非典型性。上皮钉突可伸长且变粗，但仍整齐且基底膜清晰。固有层和黏膜下层有淋巴细胞、浆细胞浸润（图 11-3、图 11-4）。

2. 疣状白斑切片

（1）低倍镜观察：上皮表面是否平坦；上皮表面有无角化；颗粒层是否明显；棘细胞层是否有增加；上皮钉突是否有改变；基底膜是否清晰；固有层和黏膜下层是否有炎症细胞浸润（图11-5、图11-6）。

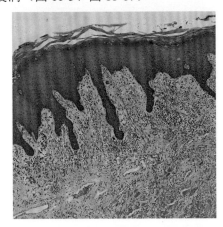

图11-3　口腔白斑单纯性增生3

上皮钉突可伸长且变粗；固有层和黏膜下层有淋巴细胞、浆细胞浸润

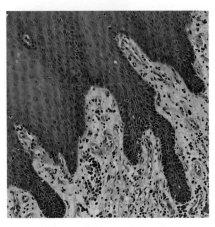

图11-4　口腔白斑单纯性增生4

棘细胞层仅数目增多，无异型性；基底细胞排列整齐，基底膜完整、清晰

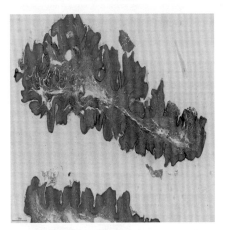

图11-5　疣状白斑1

上皮增生，表面呈疣状突起

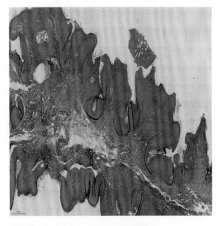

图11-6　疣状白斑2

上皮表面高低不平呈刺状或乳头状增生，表面有角化，颗粒层增厚，棘细胞层增生明显

（2）高倍镜观察：疣状白斑，主要表现为上皮表面高低不平呈刺状或乳头状增生，表层有过度角化，粒层明显，棘层增生。上皮下结缔组织内可有慢性炎症细胞浸润（图11-7、图11-8）。

3. 白斑伴有上皮异常增生切片

（1）低倍镜观察：上皮表面是否平坦；上皮表面有无角化；颗粒层是否明显；棘细胞层是否有增加；上皮钉突是否有改变；基底膜是否清晰；固有层和黏膜下层是否有炎症细胞浸润（图11-9、图11-10）。

（2）高倍镜观察：白斑伴有上皮异常增生时，其恶变潜能随上皮异常增生程度的增加而增加，通常将上皮异常增生分为轻、中、重度三级，任何程度的异常增生都意味着癌变的潜在性增加（图 11-11、图 11-12）。

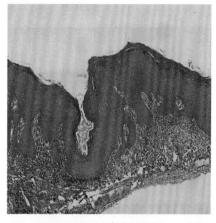

图 11-7　疣状白斑 3

颗粒层增厚，棘细胞层增生明显，上皮钉突可伸长变粗或融合

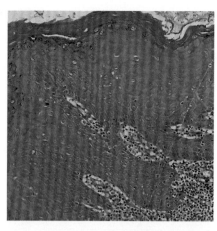

图 11-8　疣状白斑 4

基底细胞排列整齐，基底膜完整、清晰；固有层和黏膜下层有淋巴细胞、浆细胞浸润

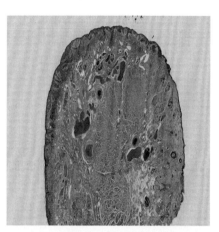

图 11-9　白斑伴有上皮异常增生 1

上皮表面较平坦，伴有角化，上皮增厚

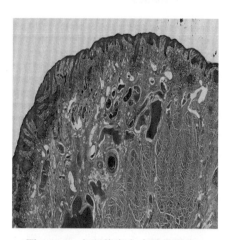

图 11-10　白斑伴有上皮异常增生 2

上皮增生，表面有角化，颗粒层不明显，棘层增生

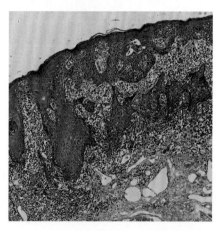

图 11-11　白斑伴有上皮异常增生 3

上皮层次紊乱，上皮表面为过度不全角化固有层和黏膜下层有淋巴细胞、浆细胞浸润

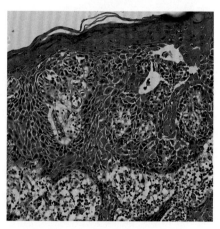

图 11-12　白斑伴有上皮异常增生 4

细胞不典型性增生，但基底膜完整

4. 口腔扁平苔藓切片

（1）低倍镜观察：上皮是否有角化；颗粒层是否明显；棘层是增加还是萎缩；上皮钉突有什么改变；基底细胞层有什么改变；固有层有无炎症细胞浸润带（图 11-13、图 11-14）。

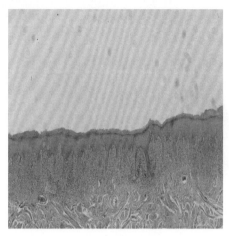

图 11-13 扁平苔藓 1

上皮增厚，表面角化，颗粒层不明显，棘层增加

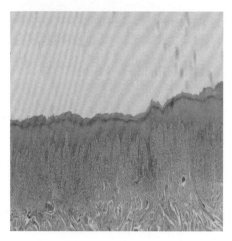

图 11-14 扁平苔藓 2

上皮表面多为不全角化，棘层增加，上皮钉突不规则延长，呈锯齿状改变

（2）高倍镜观察：上皮表层可有不全角化或者无角化，一般棘层增生较多，少数表现为棘层萎缩。上皮钉突不规则延长，呈锯齿状改变。基底细胞层液化、变性，因此，基底细胞排列紊乱，基底膜界线不清，基底细胞液化明显者可形成上皮下疱。黏膜固有层有密集的淋巴细胞浸润带（图 11-15、图 11-16）。

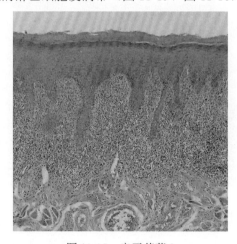

图 11-15 扁平苔藓 3

棘层增加，基底膜和基底细胞模糊不清；黏膜固有层有密集的淋巴细胞浸润带，其浸润范围一般不达到黏膜下层

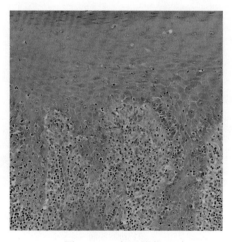

图 11-16 扁平苔藓 4

基底细胞空泡性变和液化变性，基底细胞排列紊乱，基底膜界线不清，基底细胞液化明显者可形成上皮下疱

5. 慢性盘状红斑狼疮切片

（1）低倍镜观察：上皮是否有角化；颗粒层是否明显；棘层是增加还是萎缩；上皮钉突有什么改变；基底细胞层有什么改变；固有层炎症细胞浸润的程度（图 11-17、图 11-18）。

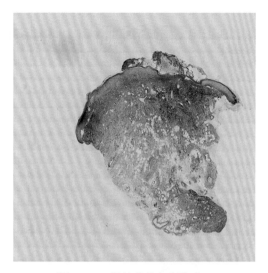

图 11-17　慢性盘状红斑狼疮 1

上皮表面有过度角化，多为过度正角化，颗粒层明显，角化层可有剥脱，有时可见角质栓塞

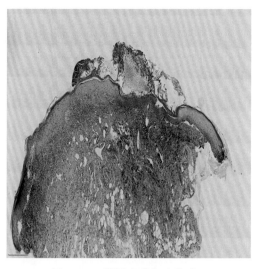

图 11-18　慢性盘状红斑狼疮 2

上皮过度角化，棘层增生和萎缩交替出现，有时可见上皮钉突增生、伸长

（2）高倍镜观察：上皮表面有过度角化或不全角化，颗粒层明显，角化层可有剥脱，有时可见角质栓；上皮棘层变薄，有时可见上皮钉突增生，伸长；基底细胞层液化、变性，基底膜不清晰；上皮下结缔组织内有淋巴细胞浸润（图 11-19、图 11-20）。

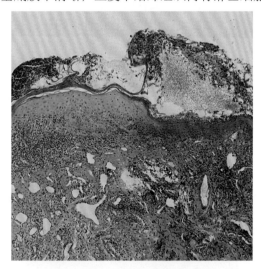

图 11-19　慢性盘状红斑狼疮 3

上皮下结缔组织内有淋巴细胞浸润，毛细血管扩张，管周有淋巴细胞浸润

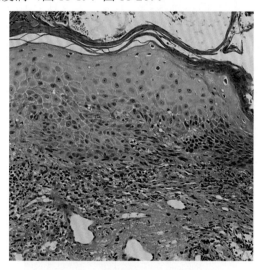

图 11-20　慢性盘状红斑狼疮 4

基底细胞液化变性，基底膜不清晰，甚至形成上皮下疱

6. 天疱疮切片

（1）低倍镜观察：上皮层中是否有疱的形成，疱里面有无内容物，上皮与固有层之间界线是否清楚；固有层是否有炎症细胞浸润（图 11-21、图 11-22）。

（2）高倍镜观察：棘层松解，可见游离的天疱疮细胞；上皮内疱的形成，上皮与固有层界线清楚；固有层可见中等程度的炎症细胞浸润，主要为淋巴细胞及少量嗜酸性粒细胞（图 11-23、图 11-24）。

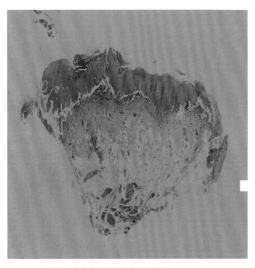

图 11-21 天疱疮 1

上皮中有疱的形成，上皮与固有层界线清楚

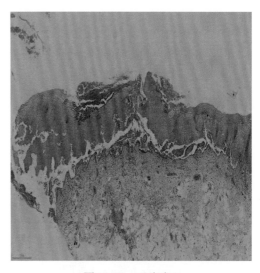

图 11-22 天疱疮 2

疱位于基底层与棘层之间，基底细胞仍附着于基底膜上

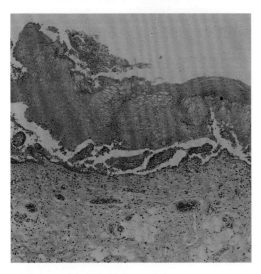

图 11-23 天疱疮 3

上皮内疱的形成，上皮与固有层界线清楚；在黏膜固有层可见中等程度炎症细胞浸润，主要为淋巴细胞和少量嗜酸性粒细胞

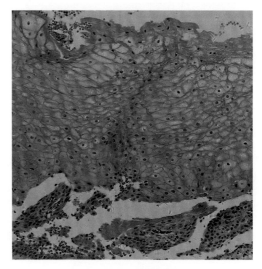

图 11-24 天疱疮 4

棘层松解，可见游离的天疱疮细胞

7. 良性黏膜类天疱疮切片

（1）低倍镜观察：是否有疱的形成，疱里面有无内容物，上皮与固有层之间界线是否清楚；固有层是否有炎症细胞浸润（图 11-25、图 11-26）。

（2）高倍镜观察：上皮基底层下疱的形成，基底细胞变性，病损部位的上皮全层剥脱；结缔组织表面光滑，胶原纤维水肿，其中有大量淋巴细胞浸润；晚期黏膜固有层纤维结缔组织增生。上皮层内无棘层松解，可与天疱疮进行区别（图 11-27、图 11-28）。

8. 口腔黏膜下纤维性变切片

（1）低倍镜观察：上皮表面是否平坦，棘层是增加还是萎缩；上皮钉突有何改变；固有层有无纤维结缔组织增生及发生纤维变性，有无炎症细胞浸润（图 11-29、图 11-30）。

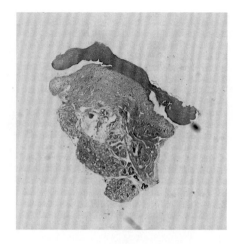

图 11-25　良性黏膜类天疱疮 1

上皮全层剥脱，结缔组织表面平滑

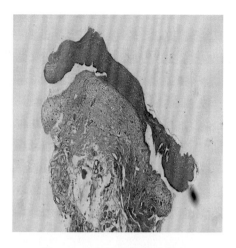

图 11-26　良性黏膜类天疱疮 2

上皮层与固有层剥脱，形成上皮下疱

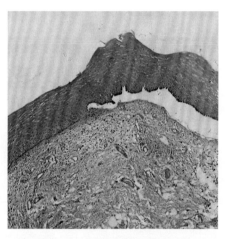

图 11-27　良性黏膜类天疱疮 3

无棘细胞松解，基底层细胞与棘层相连，固有层中有大量淋巴细胞、浆细胞及嗜酸性粒细胞浸润

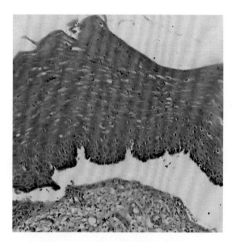

图 11-28　良性黏膜类天疱疮 4

基底层下疱，基底细胞变性，疱底的结缔组织表面平坦

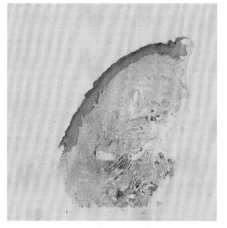

图 11-29　口腔黏膜下纤维性变 1

上皮表面平坦，表面有角化

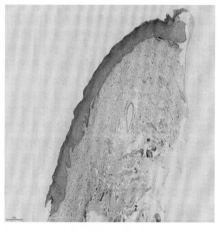

图 11-30　口腔黏膜下纤维性变 2

上皮层与固有层界线清楚，伴慢性炎症细胞浸润

（2）高倍镜观察：上皮萎缩、上皮钉突变短或消失，有的上皮增生、钉突肥大；上皮细胞内有空泡，有时出现上皮异常增生；固有层胶原纤维发生不同程度的纤维变性，可见胶原纤维玻璃样变带，胶原纤维间水肿，有淋巴细胞、浆细胞浸润（图 11-31、图 11-32）。

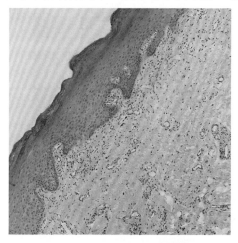

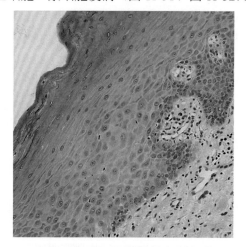

图 11-31　口腔黏膜下纤维性变 3
上皮表面不全角化，上皮钉突变短，慢性炎症细胞浸润

图 11-32　口腔黏膜下纤维性变 4
上皮层与固有层界线清楚，结缔组织内胶原纤维玻璃样变，血管和成纤维细胞减少

五、实验报告

绘口腔白斑单纯性增生的高倍镜图片。

六、练习题

（一）A1 型题

1. 上皮棘层松解的定义是（　　　）

　　A. 棘层细胞排列疏松，形成棘层内疱　　　B. 棘层细胞间桥溶解，形成棘层裂隙　　　C. 棘层细胞水肿，形成松散结构　　　D. 棘层细胞数目减少，液体聚集　　　E. 棘层细胞间桥增粗，细胞减少

2. 天疱疮病理改变的主要部位是（　　　）

　　A. 上皮基底膜　　　B. 上皮基底细胞　　　C. 上皮棘层细胞　　　D. 上皮粒层细胞　　　E. 上皮角化层

3. 溃疡的定义为（　　　）

　　A. 上皮表层坏死或脱落　　　B. 上皮浅层坏死或脱落　　　C. 上皮及上皮下坏死或脱落　　　D. 上皮下坏死或脱落　　　E. 以上都不是

4. 黏膜或皮肤表层坏死而脱落形成凹陷为（　　　）

　　A. 溃疡　　　B. 糜烂　　　C. 皲裂　　　D. 假膜　　　E. 棘层松解

5. 上皮基层下疱常见于（　　　）

　　A. 红斑　　　B. 红斑狼疮　　　C. 天疱疮　　　D. 类天疱疮　　　E. 白斑

6. 临床上出现周缘扩展现象和 Nikolsky sign(+) 的病变是（　　　）

　　A. 脓疱　　　B. 血疱　　　C. 水疱　　　D. 基层下疱　　　E. 棘层内疱

7. 下列哪项不是单纯性白斑的病理变化（　　　）

　　A. 上皮表面过度角化　　　B. 上皮棘层增生　　　C. 上皮钉突增生延长　　　D. 上皮不典型增生　　　E. 上皮基底膜清晰

8. 组织学上, 恶性者所占比例最高的是 (　　)

　　A. 白斑　　B. 红斑　　C. 溃疡　　D. 糜烂　　E. 扁平苔藓

9. 固有层密集淋巴细胞浸润带常见于 (　　)

　　A. 扁平苔藓　　B. 慢性盘状红斑狼疮　　C. 口腔白斑　　D. 寻常型天疱疮　　E. 良性黏膜类天疱疮

10. 以下哪项不是扁平苔藓的病理表现 (　　)

　　A. 上皮不全角化　　B. 基底细胞液化变性　　C. 黏膜固有层淋巴细胞带状浸润　　D. 出现胶样小体　　E. 胶原纤维变性

11. 上皮细胞没有细胞间桥, 细胞肿胀呈圆形, 核染色深, 常有细胞质晕环绕着核周围, 这种游离为单个或数个成团的细胞, 称为 (　　)

　　A. 胶样小体　　B. 肖曼小体　　C. 天疱疮细胞　　D. 狼疮带　　E. 基层下疱

12. 慢性盘状红斑狼疮主要的好发部位是 (　　)

　　A. 阴道黏膜　　B. 食道黏膜　　C. 口颊部黏膜与皮肤　　D. 肛门部　　E. 舌部

13. 发生于面部鼻梁两侧的皮肤的鲜红色蝴蝶斑, 为哪种疾病的特征 (　　)

　　A. 慢性盘状红斑狼疮　　B. 带状疱疹　　C. 麻疹　　D. 风疹　　E. 白塞综合征

14. 口腔扁平苔藓临床上主要表现为 (　　)

　　A. 网纹状　　B. 丘疹状　　C. 斑状型　　D. 溃疡型　　E. 疱型

15. 由于 HIV 引起的口腔毛状白斑通常发生于口腔哪个部位 (　　)

　　A. 舌的外侧缘　　B. 颊黏膜　　C. 软腭黏膜　　D. 口底黏膜　　E. 鼻腔黏膜

(二) A2 型题

1. 女性, 50 岁, 近口角处颊黏膜白色斑块近 1 年, 不能擦去。组织学见上皮增生, 内有中粒细胞, 浸润和散在微脓肿, 角化层有垂直于上皮的 PAS 阳性菌丝, 结缔组织内慢性炎症细胞浸润。最可能的病理诊断是 (　　)

　　A. 白斑　　B. 红斑　　C. 口腔结核性炎　　D. 念珠菌病　　E. 慢性盘状红斑狼疮

2. 女, 45 岁, 颊黏膜有红斑样病损, 表面糜烂, 周围有白色放射状条纹。鼻梁两侧皮肤有蝴蝶斑。镜下可见上皮层萎缩变薄, 表层过度角化, 可见角质栓, 基底细胞层液化变性, 固有层浅层胶原纤维水肿, 变性。小血管周围有慢性炎细胞浸润, 以淋巴细胞为主。病理诊断是 (　　)

　　A. 白斑　　B. 扁平苔藓　　C. 天疱疮　　D. 红斑　　E. 慢性盘状红斑狼疮

3. 男, 28 岁, 口腔烧灼感, 口干, 进食刺激痛一年, 检查见患者口腔黏膜大部变白, 发硬, 触之有纤维条索感, 舌乳头萎缩。活检见黏膜下胶原纤维增生透明变性, 血管狭窄闭锁, 上皮萎缩变薄。该患者自幼有嚼槟榔史, 本病应考虑为 (　　)

　　A. 口腔黏膜下纤维性变　　B. 扁平苔藓　　C. 天疱疮　　D. 红斑　　E. 慢性盘状红斑狼疮

4. 患者, 男, 26 岁, 牙龈黏膜脱皮糜烂, 刺激疼。检查见上前牙根部黏膜 0.5cm×0.6cm 大小鲜红糜烂面, 左颊黏膜可见水疱, 疱壁透明, 以探针检查牙龈糜烂边缘, 可见周围扩展现象。首先应考虑的是 (　　)

　　A. 口腔黏膜下纤维性变　　B. 扁平苔藓　　C. 天疱疮　　D. 红斑　　E. 慢性盘状红斑狼疮

5. 女性, 48 岁, 双颊黏膜白色病变 1 年。活检标本见上皮萎缩, 表面不全角化, 上皮钉突呈不规则延长, 基底细胞层液化变性, 固有层见淋巴细胞浸润带。病理诊断应为 (　　)

　　A. 口腔黏膜下纤维性变　　B. 扁平苔藓　　C. 天疱疮　　D. 红斑　　E. 慢性盘状红斑狼疮

（三）X 型题

1. 口腔扁平苔藓的病理表现中包括（　　）

A. 上皮钉突不规则伸长　　B. 基底细胞液化变性　　C. 基底膜界线不清　　D. 胶样小体出现　　E. 棘细胞内疱形成

2. 口腔白斑的上皮单纯性增生病理表现哪些是正确的（　　）

A. 上皮过度正角化　　B. 上皮层可见非典型性细胞　　C. 粒层明显，棘层增生　　D. 上皮钉突伸长且变粗，但仍整齐，基底膜清晰　　E. 固有层和黏膜下层有淋巴细胞和浆细胞浸润

3. 良性黏膜类天疱疮易侵犯（　　）

A. 舌　　B. 口唇　　C. 牙龈　　D. 颊　　E. 腭

4. 下述哪些变化可能出现在天疱疮（　　）

A. 天疱疮细胞　　B. 棘层内疱　　C. 棘层松解　　D. 嗜酸性粒细胞浸润　　E. 棘层增生

5. 下列哪些疾病不属于自身免疫性疾病（　　）

A. 白斑　　B. 复发性阿弗他溃疡　　C. 扁平苔藓　　D. 慢性盘状红斑狼疮　　E. 口腔黏膜下纤维性变

（四）名词解释

1. 过度角化　　2. 角化不良　　3. 棘层增生　　4. 基底细胞空泡性变及液化

5. 棘层内疱　　6. 基层下疱　　7. Nikolsky sign(+)　　8. Tzanck 细胞

（五）简答题

1. 简述良性黏膜类天疱疮镜下特点。

2. 简述上皮单纯性增生白斑的镜下特点。

3. 简述口腔扁平苔藓镜下特点。

（六）病例分析题

1. 患者，男，28 岁，因口腔黏膜吃刺激性食物痛伴张口变小 2 年就诊。

现病史：患者 3 年前开始咀嚼槟榔，每天 20~30 片。半年前，患者口腔黏膜出现吃刺激性食物疼痛，张口度变小，说话时有鼻音。

口腔检查：口腔黏膜大部分变白，双侧颊黏膜红白相间，右侧较明显。双侧翼下颌韧带前方有纤维条索，张口度约 2.7cm，舌乳头萎缩。双颊部扪及呈板状。

该患者最可能的诊断是什么？诊断依据是什么？该病需要鉴别诊断的疾病有哪些？

2. 患者，女，52 岁。因口腔内黏膜糜烂、疼痛就诊。

现病史：近半月来，口腔内多出黏膜发红、糜烂，自觉有烧灼感、疼痛。

口腔检查：双侧颊黏膜、牙龈黏膜多处糜烂区。Nikolsky sign(+)，有周缘扩展现象。

该患者最可能的诊断是什么？诊断依据是什么？该病需要鉴别诊断的疾病有哪些？

七、练习题参考答案

（一）A1 型题

1. B　2. C　3. A　4. A　5. D　6. E　7. D　8. B　9. A　10. E　11. C　12. C　13. A　14. A　15. A

（二）A2 型题

1. D　2. E　3. A　4. C　5. B

（三）X 型题

1. ABCD   2. ACDE   3. ACDE   4. ABCD   5. ABCE

（四）名词解释

1. 过度角化：也称角化亢进，是指黏膜或皮肤的角化层过度增厚，临床上为乳白色或灰白色。在组织学上可分为过度正角化和过度不全角化。

2. 角化不良：也称错角化，为上皮的异常角化，在上皮棘层或基底层内个别或一群细胞发生角化。角化不良有两种情况，一为良性角化不良；另一种为恶性角化不良。

3. 棘层增生：为棘细胞层较正常肥厚，增厚的棘层常不规则，伴有上皮钉突的延长或增宽。可由于棘层细胞的肥大或细胞数目增加所致。

4. 基底细胞空泡性变及液化：为基底细胞内水肿，较轻时细胞稍增大，细胞质呈空泡状，称空泡性变；水肿严重时，基底细胞即发生液化溶解破碎，基底细胞排列不齐，基底膜不清，甚至消失。

5. 棘层内疱：疱在上皮棘层内或者在基底层上，有棘层松解，在上皮细胞内失去内聚力而分离，见于天疱疮。

6. 基层下疱：疱在基底层之下，基底细胞变性，使上皮全层剥离，见于黏膜良性类天疱疮、多形渗出性红斑。

7. Nikolsky sign(+)：表面看似乎为正常的皮肤或黏膜，如加压刺激或摩擦后易形成疱或脱皮。

8. Tzanck 细胞：游离为单个或数个成团的松解的棘细胞，没有细胞间桥，细胞肿胀呈圆形，核染色深，常有细胞质晕环绕着核周围。

（五）简答题

1. 简述良性黏膜类天疱疮镜下特点。

【解答】为基底层下疱，基底细胞变性，使上皮全层剥离，结缔组织表面平滑，其中有大量淋巴细胞、浆细胞及嗜伊红细胞浸润。根据上皮剥脱后结缔组织表面无残留的基底细胞层，上皮无棘层松解，故可与寻常性天疱疮区别。用免疫荧光法检查有时见基底膜区抗体。

2. 简述上皮单纯性增生白斑的镜下特点。

【解答】上皮增生，过度正角化；粒层明显，棘层增厚；上皮钉突多、长、粗，但整齐且基底膜清晰；固有层、黏膜下层有淋巴细胞、浆细胞浸润。

3. 简述口腔扁平苔藓镜下特点。

【解答】上皮表层可有不全角化或者无角化，一般棘层增生较多，少数表现为棘层萎缩。上皮钉突不规则延长，呈锯齿状改变。基底细胞层液化、变性，因此，基底细胞排列紊乱，基底膜界线不清，基底细胞液化明显者可形成上皮下疱。黏膜固有层有密集的淋巴细胞浸润带。

（六）案例分析题

1.【解答】

诊断：口腔黏膜下纤维性变

诊断依据：临床表现＋病理变化

上皮萎缩、上皮钉突变短或消失，有的上皮增生、钉突肥大；上皮细胞内有空泡，有时出现上皮异常增生；固有层胶原纤维发生不同程度的纤维变性，可见胶原纤维玻璃样变带，胶原纤维间水肿，有淋巴细胞、浆细胞浸润。

鉴别诊断：其他白色病损，如白斑、扁平苔藓、白色角化病。

2.【解答】

诊断：天疱疮

诊断依据：临床表现＋病理变化

棘层松解，可见游离的天疱疮细胞；上皮内疱的形成，上皮与固有层界线清楚；固有层；可见中等程度的炎症细胞浸润，主要为淋巴细胞及少量嗜酸性粒细胞。

鉴别诊断：其他疱类病损，如良性黏膜类天疱疮。

实验十二 唾液腺疾病

一、实验目的

1. 掌握唾液腺肿瘤的分类，不同肿瘤的临床表现及病理变化。
2. 熟悉舍格伦综合征及慢性唾液腺炎的临床表现及病理变化。
3. 了解唾液腺的发育异常及唾液腺囊肿的病理变化。

二、实验内容

1. 观看唾液腺疾病的幻灯片。
2. 观看唾液腺疾病的病理切片：舍格伦综合征、慢性唾液腺炎、肌上皮瘤、Warthin瘤/腺淋巴瘤、唾液腺多形性腺瘤、腺泡细胞癌、多形性腺癌、黏液表皮样癌、腺样囊性癌。

三、实验用品

显微镜、多媒体系统、切片、数字切片库、唾液腺疾病的幻灯片。

四、方法和步骤

1. 观看唾液腺疾病的幻灯片

（1）唾液腺非肿瘤性疾病。

（2）唾液腺肿瘤。

2. 舍格伦综合征

（1）低倍镜观察：切片为舍格伦综合征晚期病变，唾液腺结构破坏，部分区域小叶残留，保持小叶轮廓（图12-1）；部分区域小叶结构破坏，腺泡消失，大量炎细胞浸润（图12-2）。

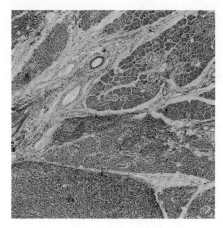 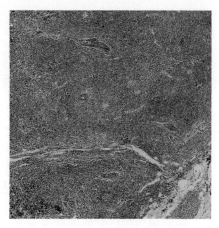

图 12-1 舍格伦综合征 1 　　　　　　　图 12-2 舍格伦综合征 2

唾液腺结构破坏，部分小叶残留，周边大量炎细胞浸润　　小叶结构破坏，腺泡消失，大量炎细胞浸润

（2）高倍镜观察：部分区域小叶结构部分保留，腺泡数目减少，小叶内淋巴细胞、单核细胞浸润（图 12-3）。部分区域小叶结构完全破坏，腺泡消失，残留小叶导管，大量淋巴细胞、单核细胞浸润（图 12-4）。

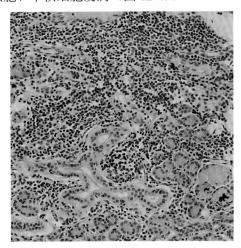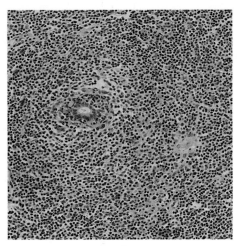

图 12-3　舍格伦综合征 3

小叶结构部分保留，腺泡数目减少，小叶内大量淋巴细胞、
单核细胞浸润

图 12-4　舍格伦综合征 4

小叶结构完全破坏，腺泡消失，残留小叶导管，大量淋巴细
胞、单核细胞浸润

3. 慢性唾液腺炎

（1）低倍镜观察：唾液腺小叶结构破坏，小叶内腺泡萎缩、减少或消失，间质纤维组织增生（图 12-5），大量炎细胞浸润，形成淋巴滤泡（图 12-6）。部分导管扩张，管腔内见红染分泌物。

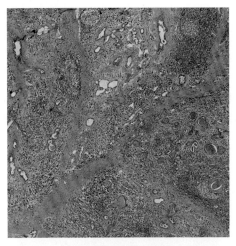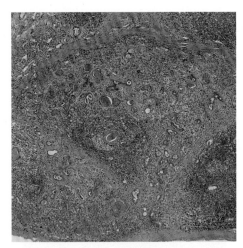

图 12-5　慢性唾液腺炎 1

小叶结构破坏，间质纤维组织增生

图 12-6　慢性唾液腺炎 2

小叶内腺泡减少或消失，大量炎症细胞浸润

（2）高倍镜观察：小叶内及周围间质纤维组织增生（图 12-7）；小叶内导管扩张，导管内见红染分泌物，周围纤维组织包绕，大量淋巴细胞、浆细胞浸润（图 12-8）。

4. 肌上皮瘤

（1）低倍镜观察：肿瘤细胞形态多样，由上皮样细胞与透明细胞组成，细胞排列成条索状、片状或岛状。上皮样细胞区域瘤细胞岛状排列，细胞质红染（图 12-9）。透明细胞区域瘤细胞条索状、片状排列，细胞质淡染透明（图 12-10）。

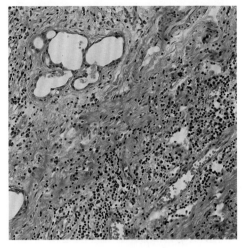

图 12-7 慢性唾液腺炎 3

小叶内及周围间质纤维组织增生

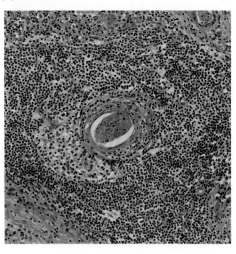

图 12-8 慢性唾液腺炎 4

导管扩张，导管内见红染分泌物，周围纤维组织包绕，大量
淋巴细胞、浆细胞浸润

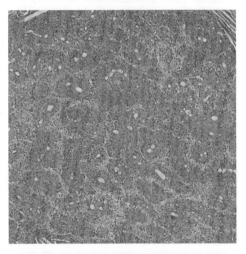

图 12-9 肌上皮瘤 1

上皮样细胞区域瘤细胞条索状、岛状排列，细胞质红染

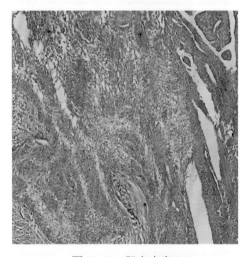

图 12-10 肌上皮瘤 2

透明细胞区域瘤细胞条索状、片状排列，细胞质淡染透明

（2）高倍镜观察：部分区域为上皮样细胞，排列成岛状，形成假性腺腔，细胞呈立方形或圆形，核位于细胞中央，细胞质红染（图 12-11）。部分区域为透明细胞，排列成片状或条索状，细胞呈多边形，界线清楚，细胞核体积小，细胞质淡染、透明（图 12-12）。

　　5. Warthin 瘤/腺淋巴瘤

　　（1）低倍镜观察：肿瘤由上皮与淋巴样组织构成。肿瘤上皮形成大小不等的腺管或囊状结构，呈乳头状突向囊腔（图 12-13）。肿瘤间质见不同程度的反应性淋巴样组织，甚至形成淋巴滤泡结构（图 12-14）。

　　（2）高倍镜观察：肿瘤上皮形成囊腔，囊壁由双层上皮细胞构成，上层细胞呈柱状，核浓缩，排列成栅栏状，细胞质红染，可见顶浆分泌；基底层较小，呈扁平或立方形，细胞质少，核淡染，细胞质红染（图 12-15）。肿瘤间质淋巴组织增生，其中可见淋巴细胞、浆细胞、嗜酸性细胞，常形成淋巴滤泡结构（图 12-16）。

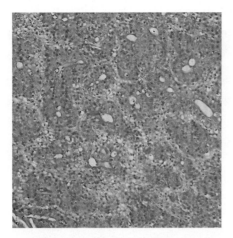

图 12-11　肌上皮瘤 3

上皮样细胞排列成岛状，形成假性腺腔，细胞呈立方形或圆
形，核位于细胞中央，细胞质红染

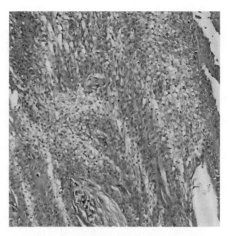

图 12-12　肌上皮瘤 4

透明细胞排列成片状或条索状，细胞呈多边形，界线清楚，
细胞核体积小，细胞质淡染、透明

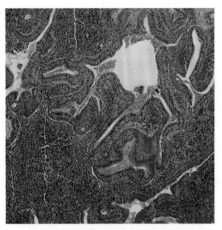

图 12-13　Warthin 瘤/腺淋巴瘤 1

肿瘤上皮形成腺管或囊状结构，呈乳头状突向囊腔

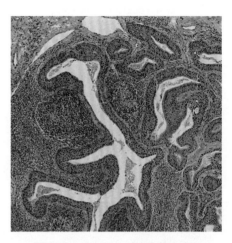

图 12-14　Warthin 瘤/腺淋巴瘤 2

肿瘤间质淋巴样组织增生，形成淋巴滤泡

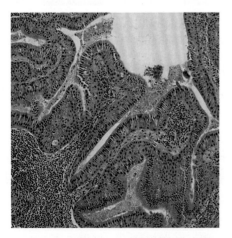

图 12-15　Warthin 瘤/腺淋巴瘤 3

囊壁由双层上皮细胞构成，上层细胞呈柱状，栅栏状排列，
细胞质红染；基底层呈扁平或立方形，细胞质少，核淡染，
细胞质红染

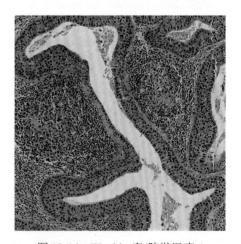

图 12-16　Warthin 瘤/腺淋巴瘤 4

肿瘤间质淋巴组织增生，见淋巴细胞、浆细胞、嗜酸性细胞

6. 唾液腺多形性腺瘤

（1）低倍镜观察：肿瘤组织结构复杂，可见腺上皮组织形成腺管状结构（图12-17），肌上皮组织形成细胞条索，以及黏液样组织和软骨组织。腺管及上皮条索周围见排列疏松的上皮细胞，逐渐形成黏液样组织及软骨组织（图12-18）。软骨样组织似透明细胞，细胞质呈空泡状，细胞位于软骨样陷窝中，周围基质均质，弱嗜碱性。

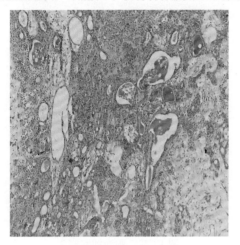

图 12-17 唾液腺多形性腺瘤 1

肿瘤细胞片状分布，腺上皮细胞形成腺管状结构，管腔内见红染分泌物

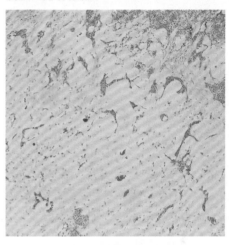

图 12-18 唾液腺多形性腺瘤 2

黏液样组织细胞排列疏松，呈网状结构，弱嗜碱性

（2）高倍镜观察：形成导管样结构的腺上皮呈立方形或矮柱状，核圆形或卵圆形，呈空泡状，含1～2个核仁，细胞质弱嗜伊红（图12-19）。腺管周围梭形的细胞为肌上皮细胞或柱状的基底细胞，细胞质少，核深染。肌上皮细胞以浆细胞样细胞多见，排列呈片状或弥漫分布，细胞呈圆形或卵圆形，细胞质均质红染，核偏位或居中。部分肌上皮呈梭形，似平滑肌细胞，排列呈束状。部分肌上皮细胞细胞质透明。黏液样组织细胞排列疏松，呈网状结构，弱嗜碱性（图12-20）。

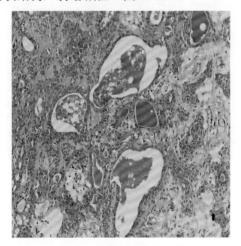

图 12-19 唾液腺多形性腺瘤 3

腺上皮呈立方形或柱状，核圆形，细胞质弱嗜伊红。腺管周围见梭形的肌上皮细胞或柱状的基底细胞

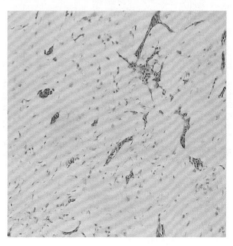

图 12-20 唾液腺多形性腺瘤 4

黏液样组织呈网状结构，散在肌上皮细胞条索

7. 腺泡细胞癌

（1）低倍镜观察：肿瘤组织结构复杂，部分区域细胞呈实性片状分布，周围见大小不一的空泡（图12-21），部分区域见扩张成微囊（图12-22）或滤泡结构。组织中散在淋巴细胞浸润。

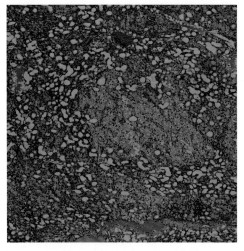

图 12-21　腺泡细胞癌1

肿瘤细胞呈实性片状分布，周围见大小不一的空泡

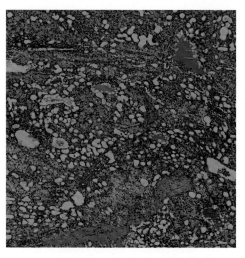

图 12-22　腺泡细胞癌2

肿瘤细胞形成大小不一的微囊

（2）高倍镜观察：以腺泡细胞为主部位，细胞排列成实性片状，细胞呈圆形或多边形，核小、偏位，细胞质淡染，胞内可见嗜碱性的酶原颗粒（图12-23）。以空泡细胞和闰管为主的部位，细胞形成大小不一的微囊，部分微囊融合导致液体潴留（图12-24）。

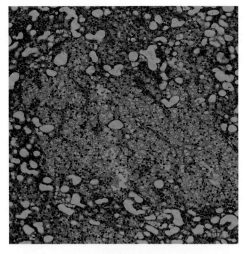

图 12-23　腺泡细胞癌3

癌细胞排列成实性片状，细胞呈圆形或多边形，核小、偏位，细胞质淡染

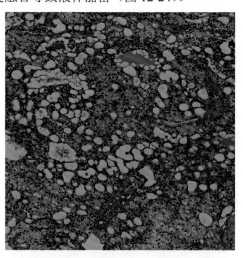

图 12-24　腺泡细胞癌4

癌细胞形成大小不一的微囊或液体潴留

8. 多形性腺癌

（1）低倍镜观察：癌组织呈巢状生长，周围见纤维组织包绕。癌细胞形成大小不一的腺样结构，部分形成实性细胞条索（图12-25）。周边部分区域呈实性团块状，片状生长，细胞淡染（图12-26）。

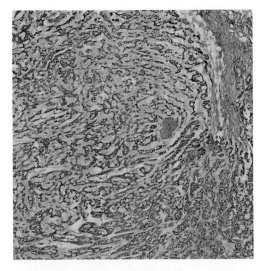

图 12-25　多形性腺癌 1

癌细胞巢状生长，形成大小不一的腺样结构，部分形成实性
细胞条索

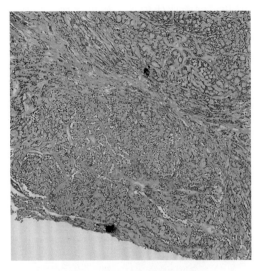

图 12-26　多形性腺癌 2

癌细胞片状生长，细胞淡染

（2）高倍镜观察：癌组织呈低分化腺癌特点，癌细胞形成实性细胞条索，部分组织呈不规则腺样结构，细胞异型性明显（图 12-27）。周边部分区域见肌上皮癌，癌细胞片状生长，细胞呈多边形，边界清楚，细胞核圆形，体积小，偏位，细胞质淡染、透明（图 12-28）。

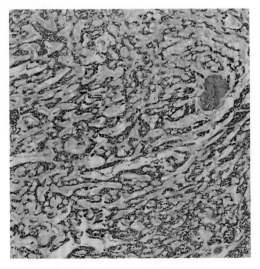

图 12-27　多形性腺癌 3

癌细胞形成实性细胞条索，部分组织呈不规则腺样结构

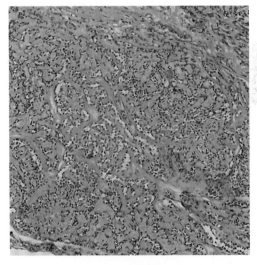

图 12-28　多形性腺癌 4

肌上皮癌细胞呈多边形，核体积小，偏位，细胞质淡染、
透明

9. 黏液表皮样癌

（1）低倍镜观察：肿瘤主要由黏液样癌细胞和表皮样癌细胞组成。癌组织巢状生长，部分黏液样癌细胞形成大小不一的腺样结构，腺体中见淡染的黏液样物（图 12-29）；部分表皮样癌细胞呈团块状生长，形成筛网结构（图 12-30）。

（2）高倍镜观察：黏液样癌细胞体积较大，细胞呈柱状或杯状，细胞质淡染，呈泡状或网状，细胞核体积小，位于底部，部分腺腔内充满黏液样物（图12-31）。表皮样癌细胞呈多边形，细胞核居中，细胞质红染，细胞之间可见细胞间桥（图12-32）。

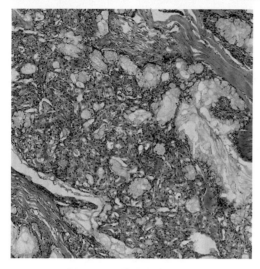

图 12-29　黏液表皮样癌 1
癌组织形成腺样结构，腺体中见淡染的黏液样物

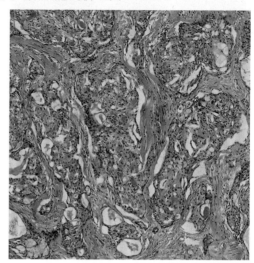

图 12-30　黏液表皮样癌 2
癌组织呈团块状生长，形成筛网结构

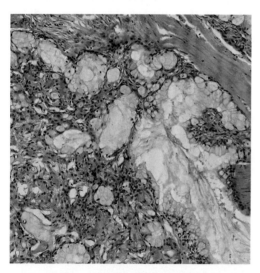

图 12-31　黏液表皮样癌 3
黏液样癌细胞体积较大，呈柱状或杯状，细胞质淡染，呈泡状或网状，细胞核体积小，位于底部

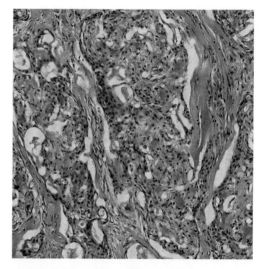

图 12-32　黏液表皮样癌 4
表皮样癌细胞呈多边形，核居中，细胞质红染，细胞之间可见细胞间桥

10. 腺样囊性癌

（1）低倍镜观察：肿瘤主要由上皮样癌细胞与肌上皮样癌细胞组成。部分区域肿瘤细胞形成筛孔状或腺管状结构，管腔内充满嗜酸性或嗜碱性黏液样物质（图12-33）；部分区域肿瘤细胞密集，排列成实性团块状，部分组织中可见少量管状或筛孔状结构（图12-34）。

（2）高倍镜观察：肌上皮样癌细胞呈扁平状、梭形或不规则形，细胞体积小，细胞质淡染，核体积小（图12-35）。上皮样癌细胞呈立方形、卵圆形，大小一致，细胞质透明，核呈圆形或卵圆形，较大、深染，核分裂少见（图12-36）。

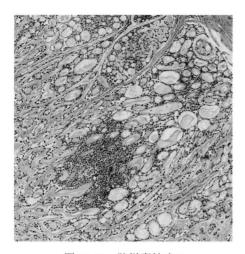

图 12-33　腺样囊性癌 1

肿瘤细胞形成筛孔状或腺管状结构，管腔内充满嗜酸性或嗜碱性黏液样物质

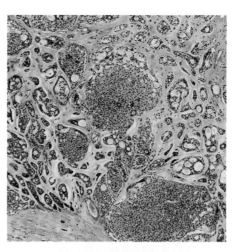

图 12-34　腺样囊性癌 2

肿瘤细胞密集排列成实性团块状，部分组织中可见少量管状或筛孔状结构

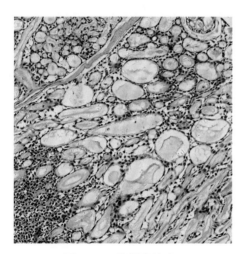

图 12-35　腺样囊性癌 3

肌上皮样癌细胞呈扁平状、梭形或不规则形，细胞体积小，细胞质淡染，核体积小

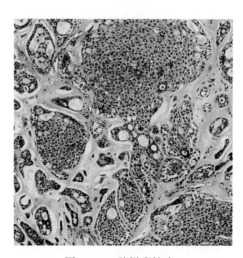

图 12-36　腺样囊性癌 4

上皮样癌细胞呈立方形、卵圆形，大小一致，细胞质透明，核呈圆形或卵圆形，较大、深染

五、实验报告

绘 Warthin/腺淋巴瘤的低倍镜图片。

六、练习题

（一）A1 型题

1. 多形性腺瘤的好发部位（　　）

　A. 舌下腺　　B. 下颌下腺　　C. 颊腺　　D. 腮腺　　E. 小唾液腺

2. 下列不属于腺淋巴瘤上皮细胞成分的是（　　）

　A. 柱状细胞　　B. 锥形细胞　　C. 暗细胞　　D. 黏液细胞　　E. 皮脂腺细胞

3. 舍格伦综合征病理活解取材部位是（　　）

　A. 唇腺　　B. 颊腺　　C. 腭腺　　D. 舌下腺　　E. 颌下腺

4. 下列哪项不是黏液表皮样癌中的肿瘤细胞（　　）

　　A. 黏液细胞　　B. 表皮样细胞　　C. 肌上皮细胞　　D. 中间细胞　　E. 杯状细胞

5. 腺淋巴瘤间质内细胞团块中细胞成分不包括（　　）

　　A. 淋巴细胞　　B. 中性粒细胞　　C. 浆细胞　　D. 肥大细胞　　E. 巨噬细胞

6. 多形性腺瘤中可见下列结构，除了（　　）

　　A. 腺管　　B. 筛孔样结构　　C. 肌上皮团块　　D. 鳞状上皮化生　　E. 黏液或软骨样组织

7. 早期浸润邻近的神经和血管的肿瘤是（　　）

　　A. 多形性腺瘤　　B. 黏液表皮样癌　　C. 恶性混合瘤　　D. 腺样囊性癌　　E. 基底细胞腺瘤

8. 高分化黏液表皮样癌的病理特点是（　　）

　　A. 中间细胞多　　B. 黏液细胞占 50% 以上　　C. 表皮样细胞多　　D. 中间细胞形成团块　　E. 以上都不是

9. 肌上皮细胞见于以下唾液腺肿瘤，除了（　　）

　　A. 多形性腺瘤　　B. 腺样囊性癌　　C. 基底细胞腺瘤　　D. 腺淋巴瘤　　E. 多形性低度恶性腺癌

10. 下列哪种结构不是多形性腺瘤中的特征性病理改变（　　）

　　A. 软骨样组织　　B. 肿瘤性上皮　　C. 黏液样组织　　D. 鳞状上皮化生　　E. 淋巴样组织

11. 含嗜酸性细胞的唾液腺肿瘤（　　）

　　A. 多形性腺癌　　B. 腺样囊性癌　　C. 基底细胞腺瘤　　D. Warthin 瘤　　E. 腺泡细胞癌

12. 伴间质性分化的唾液腺肿瘤（　　）

　　A. 多形性腺瘤　　B. 腺样囊性癌　　C. 基底细胞腺瘤　　D. Warthin 瘤　　E. 腺泡细胞癌

13. 关于腺样囊性癌的叙述，错误的是（　　）

　　A. 易于早期浸润神经　　B. 腮腺和硬腭多见　　C. 肿瘤细胞有导管内衬上皮细胞和肌上皮细胞两种　　D. 生长快，有包膜　　E. 瘤细胞可呈筛孔状

14. 下列哪一种肿瘤细胞细胞质含嗜碱颗粒（　　）

　　A. 黏液表皮样癌　　B. 腺淋巴瘤　　C. 恶性多形性腺瘤　　D. 腺泡细胞癌　　E. 唾液腺导管癌

15. 下列哪项不是舍格伦综合征的病理表现（　　）

　　A. 大量淋巴细胞浸润　　B. 小叶间隔破坏、消失　　C. 导管扩张　　D. 腺泡萎缩，变性，消失　　E. 导管细胞增生，形成上皮细胞岛

（二）A2 型题

1. 患者，男，58 岁，腮腺区无痛性包块 3 年，近 3 个月来肿物区有疼痛和麻木感，包块质硬，与周围组织粘连，不活动。镜下可见肿瘤组织内可见腺管样上皮、软骨样组织和黏液样组织，其中上皮细胞成分丰富，核多形性，瘤体组侵犯包膜，病理诊断为（　　）

　　A. 多形性腺瘤　　B. 恶性多形性腺瘤　　C. 腺样囊性癌　　D. 腺泡细胞癌　　E. 腺癌

2. 患者，女，58 岁，自觉口眼干燥半年，唾液腺造影显示腮腺主导管扩张，末梢导管扩张成点状或球状。唇腺活检，镜下可见，腺体内淋巴细胞及组织细胞增生浸润。小叶内导管增生，小叶内部分腺泡消失，病理诊断为（　　）

　　A. 舍格伦综合征　　B. 多形性腺瘤　　C. 白塞综合征　　D. 唾液腺症　　E. 以上都不是

3. 患者，男，45 岁，腮腺区无痛渐进性肿物 1 年，近日出现疼痛。镜下见肿瘤组织由中间或表皮样细胞组成，形成实性团片，瘤细胞间变明显，可见核分裂象，病理诊断为（　　）

　　A. 多形性腺瘤　　B. 腺淋巴瘤　　C. 黏液表皮样癌　　D. 肌上皮瘤　　E. 嗜酸性腺瘤

4. 患者，女，60 岁，硬腭部出现一小的包块，约 1cm，偶有轻微不适。镜下可见肿瘤细胞排列成圆形、卵圆形或不规则的上皮团块，呈筛孔状排列，筛孔中心为黏液样组织，嗜酸性染色，病理诊断为（　　）

    A. 肌上皮瘤　　B. 黏液表皮样癌　　C. 腺淋巴瘤　　D. 多形性腺瘤　　E. 腺样囊性癌

5. 患者，男，50 岁，腮腺区无痛性包块 2 年。镜下可见肿瘤由上皮和淋巴样组织组成。上皮成分形成不规则的囊腔并突入管腔内，其上皮细胞排列成假复层，病理诊断为（　　）

    A. 多形性腺瘤　　B. 腺淋巴瘤　　C. 肌上皮瘤　　D. 嗜酸性腺瘤　　E. 黏液表皮样癌

（三）X 型题

1. 多形性腺瘤肉眼观察表现包括（　　）

    A. 包膜不完整，剖面呈实性，灰白色　　B. 浅蓝色的软骨样组织　　C. 半透明胶冻状的黏液样组织　　D. 灰白色圆形的小块角化物　　E. 时间长者可出现纤维化与钙化

2. 关于慢性腮腺炎病理表现描述哪项是不正确的（　　）

    A. 腺导管扩张，腺导管内有炎症细胞　　B. 腺导管周围及纤维间质中有淋巴细胞和浆细胞浸润　　C. 唾液腺组织坏死，形成多个化脓灶　　D. 腺泡萎缩、消失被增生的纤维组织代替　　E. 小叶内导管上皮增生，有时可鳞状化生

3. 关于腺泡细胞癌病理描述哪项正确的是（　　）

    A. 肿物有包膜但不完整　　B. 有时见出血、坏死和囊性变　　C. 肿瘤细胞细胞质内颗粒 PAS 染色阳性　　D. 肿瘤细胞多排成片块或腺泡状　　E. 肿瘤间质中存在一定量的淋巴组织，可见到层板状的钙化结构-砂样小体

4. 含肌上皮细胞的唾液腺肿瘤是（　　）

    A. 腺样囊性癌　　B. 黏液表皮样癌　　C. 多形性腺瘤　　D. 基底细胞腺瘤　　E. Warthin 瘤

5. 属于腺样囊性癌的生物学特征是（　　）

    A. 有沿或围绕纤维生长的倾向　　B. 淋巴道转移多见　　C. 生长慢、无被膜、侵袭性强　　D. 可沿血管、神经扩散　　E. 血道转移较多

（四）名词解释

1. 舍格伦综合征　　2. IgG4 相关唾液腺炎　　3. 肌上皮瘤　　4. 内翻性导管乳头状瘤
5. 圆柱瘤　　6. 嗜酸性细胞腺瘤　　7. 迷走唾液腺　　8. 小叶癌

（五）简答题

1. 慢性唾液腺炎与唾液腺舍格伦综合征如何鉴别？
2. 简述腺样囊性癌的病理学类型与各型的生物学特征。
3. 简述 Warthin 瘤的病理学特点。

（六）病例分析题

患者，女，50 岁，腮腺区无痛性包块 3 年，无明显自觉症状。专科检查：腮腺区触摸见一实性肿瘤，质地较软，边界尚可。手术切除肿瘤后，切开肿瘤后见切面呈实性分叶状，包膜不完整，可见囊腔，部分区域组织坏死、出血。光镜观察肿瘤细胞呈圆形或多边形，大小一致，细胞质含嗜碱性颗粒，瘤细胞排列成片块，具有分泌功能，未见导管组织（图 12-37、图 12-38），组织中散在淋巴细胞浸润。肿瘤组织经免疫组化检测肿瘤组织淀粉酶阳性、DOG1、SOX10 表达阳性。

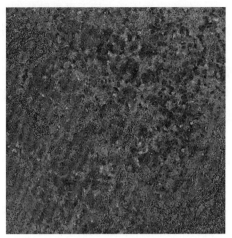 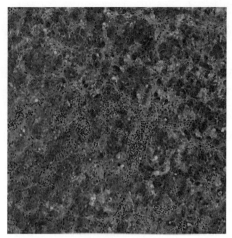

图 12-37 （HE 染色，放大倍数 10×10）　　　　图 12-38 （HE 染色，放大倍数 10×40）

请分析：

（1）患者最可能的病理诊断是什么？请列出主要诊断依据。

（2）试述该肿瘤的常见组织学类型有哪些？肿瘤的生物学性怎样？

七、练习题参考答案

（一）A1 型题

1. D　2. C　3. A　4. C　5. B　6. B　7. D　8. B　9. D　10. E　11. D　12. A　13. D　14. D　15. B

（二）A2 型题

1. B　2. A　3. C　4. E　5. B

（三）X 型题

1. BCDE　2. ABDE　3. ABDE　4. ABCD　5. ACDE

（四）名词解释

1. 舍格伦综合征：是一种以慢性唾液腺炎，干燥性角膜炎和口干症为主要临床表现，病因不明的自身免疫性疾病。

2. IgG4 相关唾液腺炎：又称慢性硬化性唾液腺炎，是一种病因不明的唾液腺慢性进行性炎症，伴有纤维化和无痛性肿胀等临床病理学特征。

3. 肌上皮瘤：是一种肌上皮来源的良性肿瘤，几乎全部由片状、岛状或条索状排列，具有肌上皮分化特点的细胞构成，细胞可以呈梭形、浆细胞样、上皮样或细胞质透明等特点。

4. 内翻性导管乳头状瘤：是导管乳头状瘤的类型之一，表现为上皮乳头状增生，呈内生性生长，形成结节状团块。

5. 圆柱瘤：又称腺样囊性癌。是一种基底细胞样肿瘤，由上皮细胞与肌上皮细胞排列成管状、筛状和实性巢等不同形态结构。

6. 嗜酸性细胞腺瘤：又称嗜酸性腺瘤，由细胞质内含大量特征鲜明的嗜伊红颗粒的上皮细胞（嗜酸性细胞）构成的良性肿瘤。

7. 迷走唾液腺：指在原唾液腺腺体附近或远离部位又存在局灶性唾液腺组织。

8. 小叶癌：又称多形性腺癌，是一种以细胞形态的一致性、组织结构的多样性和浸润性生长为特征的唾液腺上皮性低度恶性肿瘤。

（五）简答题

1. 慢性唾液腺炎与唾液腺舍格伦综合征如何鉴别？

【解答】慢性唾液腺炎唾液腺导管扩张，导管内有炎细胞；导管周围及纤维间质中有淋巴细胞、浆细胞浸润，形成淋巴滤泡；腺泡萎缩、消失，由增生的纤维组织取代；小叶内导管上皮增生，可见鳞状上皮化生。舍格伦综合征病变从小叶中心开始，早期淋巴细胞浸润于腺泡之间，将腺泡分开，使腺泡破坏、消失，逐渐为淋巴细胞取代，形成淋巴滤泡，致使唾液腺分泌减少，引起口干症。病变严重时小叶内腺泡全部消失，为淋巴细胞、单核细胞取代，但小叶轮廓保留。小叶内缺乏纤维组织增生。

2. 简述腺样囊性癌的病理学类型与各型的生物学特征。

【解答】肿瘤实质细胞主要由导管内衬上皮细胞核变异肌上皮细胞构成，根据肿瘤细胞类型和排列方式分为三种组织学类型：腺性（筛状）型、管状型、实性型。其中实性型通常比其他类型容易复发和早转移，预后差。生物学行为：此瘤为恶性肿瘤，尽管细胞缺乏特异性，生长缓慢，但侵袭性强，容易向神经、血管和骨呈浸润和破坏性生长，术后常有复发。局部淋巴结转移少，可发生肺、骨、脑、肝等远处转移。

3. 简述 Warthin 瘤的病理学特点。

【解答】肉眼观：肿瘤呈圆形或卵圆形，质地柔软，包埋完整，界线清楚。切面有大小不一的囊腔，少数呈实性，灰褐色或暗红色。光镜观：肿瘤由上皮和淋巴样组织构成。肿瘤上皮细胞形成大小和形态不一的腺管或囊腔样结构，有乳头突入囊腔。囊腔内衬上皮由双层细胞构成，腔内侧细胞细胞质嗜酸性，为柱状上皮细胞，呈栅栏状排列，可见顶浆分泌；基底层细胞小，扁平或立方状，细胞质少，核空泡状。肿瘤间质为不同程度的反应性淋巴样组织，其中可见浆细胞、嗜酸性粒细胞，常见淋巴滤泡形成。

（六）病例分析题

【解答】（1）腺泡细胞癌。主要诊断依据：①腮腺区无痛性实性肿瘤，质地较软，边界尚可。肿瘤切面呈实性分叶状，包膜不完整，可见囊腔，部分区域组织坏死、出血。②光镜观察肿瘤细胞呈圆形或多边形，大小一致，细胞质含嗜碱性颗粒，瘤细胞排列成片块，具有分泌功能，未见导管组织。③肿瘤组织经免疫组化检测肿瘤组织淀粉酶阳性、DOG1、SOX10 表达阳性。

【解答】（2）常见组织学类型有：实体型、微囊型、滤泡型、乳头囊状型。腺泡细胞癌属于低度恶性肿瘤，生长缓慢，手术切除后预后良好，可局部复发、颈部淋巴结转移和远处转移。

实验十三 口腔颌面部囊肿

一、实验目的

1. 掌握常见口腔颌面部囊肿，如含牙囊肿、牙源性角化囊肿、牙源性钙化囊肿、根尖周囊肿、鳃裂囊肿和黏液囊肿的病理变化。

2. 熟悉其他口腔颌面部囊肿的病理特点。

二、实验内容

1. 观看口腔颌面部囊肿的幻灯片。

2. 观察口腔颌面部囊肿的组织切片。

三、实验用品

光学显微镜、组织切片、多媒体系统、数字切片库、口腔颌面部囊肿的幻灯片。

四、方法和步骤

1. 口腔颌面部囊肿的幻灯片

（1）牙源性囊肿。

（2）口腔、面颈部软组织囊肿。

2. 含牙囊肿

（1）肉眼观察：囊壁包绕牙颈部，牙冠位于囊腔内，囊壁厚薄不一，内壁较光滑，部分区域有出血（图 13-1）。

（2）低倍镜观察：纤维结缔组织囊壁内衬复层鳞状上皮。

（3）高倍镜观察：囊壁内衬上皮为复层鳞状上皮，由2～5层立方形细胞构成，无角化，一般无上皮钉突，但在炎症较明显处可出现上皮钉突，部分上皮较薄，有的区域上皮脱落至腔内。囊壁外层为环行排列的纤维组织，其内血管扩张、充血，伴淋巴细胞、单核细胞浸润（图 13-2）。

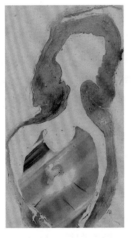

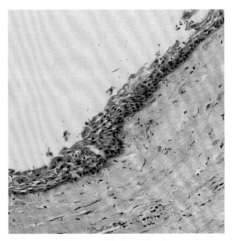

图 13-1　含牙囊肿 1

囊壁较薄，囊壁包含牙冠并附着于牙颈部

图 13-2　含牙囊肿 2

囊壁内衬无角化复层鳞状上皮

3. 牙源性角化囊肿

（1）肉眼观察：囊性肿物，囊壁较薄，囊内壁附着少量的灰白色角化物。

（2）低倍镜观察：囊壁由复层鳞状上皮和纤维组织囊壁组成。囊壁内有时可见微小的子囊（图 13-3）。

（3）高倍镜观察：衬里上皮为较薄的复层鳞状上皮，一般无上皮钉突，在有炎症反应区域，可出现上皮钉突；上皮表层有角化，多为不全角化，典型的呈波浪状；棘细胞层较薄，细胞常呈细胞内水肿；基底层细胞排列整齐，细胞呈立方状，有的区域细胞呈柱状，胞核远离基底膜呈栅栏状排列（图 13-4）；上皮下为纤维组织囊壁，合并感染时，囊壁内有炎性细胞浸润。

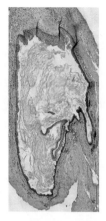

图 13-3　牙源性角化囊肿 1

纤维囊壁内的微小子囊

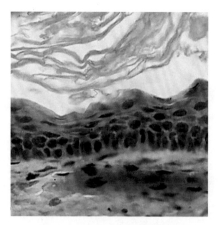

图 13-4　牙源性角化囊肿 2

衬里上皮为较薄的复层鳞状上皮，上皮表面呈波浪状，不全
角化；基底层细胞层界线清楚，栅栏状排列

4. 牙源性钙化囊肿

（1）肉眼观察：囊性肿物，囊内豆腐渣样物，内壁粗糙，有灰黄色附着物，有砂粒感。

（2）低倍镜观察：囊壁组织由纤维性囊壁和上皮衬里构成，可见数量不等的影细胞灶，并可钙化（图 13-5）。

（3）高倍镜观察：衬里上皮的基底细胞呈立方状或柱状排列，胞核远离基底膜；部分区域可见"影"细胞和星网状层细胞。影细胞呈圆形或卵圆形，淡伊红色，细胞界线清楚，核消失不着色，但尚可见核的阴影，故称影细胞（图 13-6）。

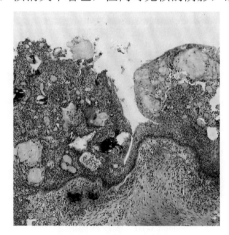

图 13-5　牙源性钙化囊肿 1

上皮衬里和纤维囊壁内有数量不等的影细胞灶，并可钙化

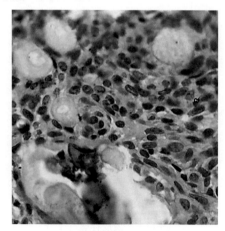

图 13-6　牙源性钙化囊肿 2

见影细胞红染，细胞核消失不着色

5. 根尖周囊肿

（1）肉眼观察：在牙齿的根尖部，可见一囊性肿物，外壁较光滑，内壁稍粗糙，囊壁较薄，内容物已流尽，牙根呈压迫性吸收。

（2）低倍镜观察：囊肿壁由结缔组织与上皮组织构成，上皮衬里厚薄不一（图 13-7）。

（3）高倍镜观察：囊肿壁内衬无角化的复层鳞状上皮，部分上皮增殖形成上皮钉突，部分上皮层内有炎症细胞浸润或脱落；囊壁结缔组织中血管扩张充血及炎细胞浸润（图 13-8）。

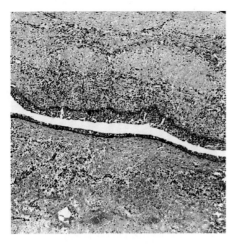

图 13-7　根尖周囊肿 1

囊肿壁由结缔组织与上皮组织构成

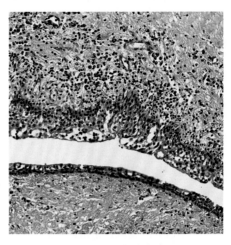

图 13-8　根尖周囊肿 2

纤维囊壁内衬厚薄不一的无角化复层鳞状上皮

6. 表皮样囊肿

（1）肉眼观察：囊性肿物，囊壁较薄，腔内灰白色豆腐渣样物质。

（2）低倍镜观察：囊壁由纤维结缔组织和复层鳞状上皮衬里构成，纤维组织囊壁内无皮肤附属器（图 13-9）。

（3）高倍镜观察：囊壁内衬复层鳞状上皮，有角化，一般无上皮钉突。囊腔内含嗜伊红的角化物质，偶见钙化（图 13-10）。

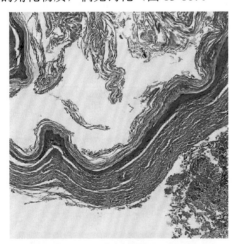

图 13-9　表皮样囊肿 1

纤维组织囊壁内无皮肤附属器

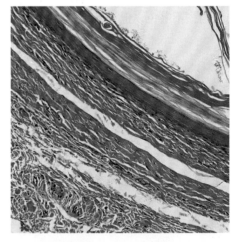

图 13-10　表皮样囊肿 2

纤维囊壁内衬角化的复层鳞状上皮

7. 鳃裂囊肿

（1）肉眼观察：囊性肿物，剖开内容棕色清亮液体，内壁粗糙。

（2）低倍镜观察：囊壁由上皮衬里和纤维结缔组织构成，上皮衬里厚薄较一致，纤维组织囊壁内有大量淋巴组织，并见淋巴滤泡（图 13-11）。

（3）高倍镜观察：囊壁内衬复层鳞状上皮，由 5~6 层细胞构成，上皮无角化，基底细胞排列整齐（图 13-12）。

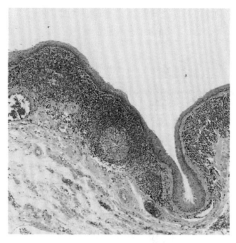

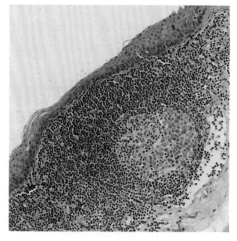

图 13-11 鳃裂囊肿 1

纤维组织囊壁内含大量淋巴样组织，并形成淋巴滤泡

图 13-12 鳃裂囊肿 2

囊壁内衬复层鳞状上皮，无角化

8. 甲状舌管囊肿

（1）肉眼观察：囊性肿物，剖开内容清亮黏液样物质。

（2）低倍镜观察：囊肿壁衬里上皮较薄；纤维组织囊壁内可见甲状腺或黏液腺组织（图 13-13）。

（3）高倍镜观察：囊肿内衬较薄的假复层纤毛柱状上皮，有纤毛，无上皮钉突（图 13-14）。

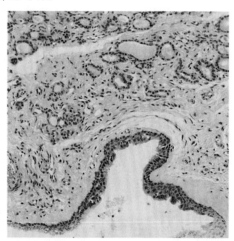

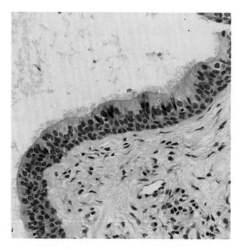

图 13-13 甲状舌管囊肿 1

衬里上皮薄，纤维囊壁内可见甲状腺滤泡

图 13-14 甲状舌管囊肿 2

囊壁内衬较薄的纤毛柱状上皮

9. 外渗性黏液囊肿

（1）肉眼观察：半透明囊性肿物，切面内容胶冻样物。

（2）低倍镜观察：炎性肉芽组织和结缔组织包绕黏液，无衬里上皮（图 13-15）。

（3）高倍镜观察：囊壁为结缔组织所构成，为环行胶原纤维，囊腔内有粉染的黏液，并见泡沫细胞及炎症细胞（图 13-16）。

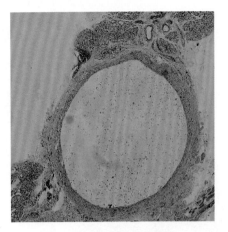

图 13-15　外渗性黏液囊肿 1
囊肿无衬里上皮

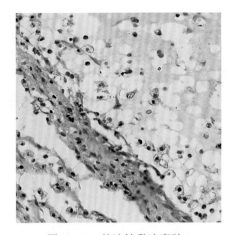

图 13-16　外渗性黏液囊肿 2
囊腔内有粉染的黏液，并见泡沫细胞及炎症细胞

五、实验报告

绘牙源性角化囊肿高倍镜观察图。

六、练习题

（一）A1 型题

1. 含牙囊肿最常见于（　　　）

　A. 上颌单尖牙　　B. 上颌前磨牙　　C. 下颌前磨牙　　D. 下颌第三磨牙　　E. 上颌第三磨牙

2. 含牙囊肿的囊壁附着于牙齿（　　　）

　A. 根尖部　　B. 根部　　C. 牙颈部　　D. 牙冠部　　E. 任何部位

3. 含牙囊肿衬里上皮（　　　）

　A. 过度正角化　　B. 不全角化　　C. 正常角化　　D. 无角化　　E. 错角化

4. 关于牙源性角化囊肿的衬里上皮，描述错误的是（　　　）

　A. 衬里上皮为较薄的复层鳞状上皮　　B. 无上皮钉突　　C. 棘细胞层较薄，棘细胞常呈细胞内水肿　　D. 基底细胞层界线清楚，由柱状或立方状细胞组成　　E. 表面无角化

5. 牙源性角化囊肿发生多为（　　　）

　A. 上颌单发　　B. 下颌单发　　C. 上颌多发　　D. 下颌多发　　E. 上下无差异

6. 牙源性钙化囊肿可见的病理变化（　　　）

　A. 细胞质空泡性变　　B. 玫瑰花样结构　　C. 影细胞　　D. 上皮下玻璃样变　　E. 透明小体

7. 根尖周囊肿最好发于（　　　）

　A. 上颌切牙和单尖牙　　B. 下颌切牙和单尖牙　　C. 上颌磨牙取　　D. 下颌磨牙区　　E. 颌骨升支部

8. 鳃裂囊肿发生于肩胛舌骨肌以上者多为（　　　）鳃裂来源

　A. 第一　　B. 第二　　C. 第三　　D. 第四　　E. 第五

9. 甲状舌管囊肿最好发部位是（　　　）

　A. 甲状腺　　B. 舌盲孔　　C. 甲状舌骨区　　D. 颈根部　　E. 肩胛舌骨肌水平

10. 黏液囊肿最好发部位是（　　　）

　A. 下唇　　B. 颊部　　C. 口底　　D. 舌　　E. 腭部

11. 外渗性黏液囊肿多因（　　）所致

    A. 炎症　　B. 外伤　　C. 导管阻塞　　D. 化学刺激　　E. 过敏

12. 根尖周囊肿衬里上皮的组织来源是（　　）

    A. 缩余釉上皮　　B. 牙板上皮剩余　　C. Malassez 上皮剩余　　D. Serres 上皮剩余　　E. 结合上皮

13. 关于鼻腭管囊肿的描述，错误的是（　　）

    A. 来源于鼻腭导管上皮剩余　　B. 衬里上皮为单一的复层鳞状上皮　　C. 男性多发　　D. 结缔组织内可见较大的血管和神经束　　E. 囊壁内可见黏液腺

14. 关于鼻唇（鼻牙槽）囊肿描述，哪项是错误的（　　）

    A. 位于牙槽突表面近鼻孔基部软组织内　　B. 男性多发　　C. 常见症状是肿胀　　D. 衬里上皮可含黏液细胞和杯状细胞　　E. 衬里上皮一般为无纤毛假复层柱状上皮

15. 下列属于假性囊肿的是（　　）

    A. 球状上颌囊肿　　B. 单纯性骨囊肿　　C. 表皮样囊肿　　D. 发育性根侧囊肿　　E. 龈囊肿

（二）A2 型题

1. 男，20 岁，例行体检时发现下颌升支部有一大的阴影。镜下可见：囊肿衬里上皮为一薄层复层鳞状上皮，无上皮钉突；衬里上皮表面常呈波浪状或皱褶状；棘层较薄，有细胞内水肿现象；基底细胞层界线清楚，胞核远离基底膜呈栅栏状排列；囊壁内可见微小子囊。病理诊断为（　　）

    A. 成釉细胞瘤　　B. 含牙囊肿　　C. 球状上颌囊肿　　D. 牙源性钙化囊肿　　E. 牙源性角化囊肿

2. 男，12 岁，因 X 线检查见颌骨处边界清楚的圆形透射区，区内含一个未萌的牙冠；手术摘除囊肿，见囊壁附着于牙颈部，镜下见内衬为无角化的复层鳞状上皮，上皮较薄，由 2～5 列扁平细胞构成，类似于缩余釉上皮。最可能的病理诊断是（　　）

    A. 含牙囊肿　　B. 牙源性角化囊肿　　C. 牙源性钙化囊肿　　D. 根尖周囊肿　　E. 发育性根侧囊肿

3. 女，35 岁，因鼻唇部肿胀就诊。体格检查见鼻唇沟消失，鼻翼抬高，鼻孔变形。病变镜下见囊壁皱褶状，衬里上皮为无纤毛的假复层柱状上皮，含黏液细胞。最可能的诊断是（　　）

    A. 球状上颌囊肿　　B. 鼻唇囊肿　　C. 黏液囊肿　　D. 牙源性角化囊肿　　E. 表皮样囊肿

4. 口底囊肿囊腔内充满白色豆腐渣样物质，镜下见角化的复层鳞状上皮衬里，囊壁内含有皮肤附属器。最可能的病理诊断是（　　）

    A. 表皮样囊肿　　B. 皮样囊肿　　C. 畸胎样囊肿　　D. 口底囊肿　　E. 蛤蟆肿

5. 男，6 岁，下唇囊性肿物，半透明状，约 0.5cm×0.4cm×0.4cm。病理资料：肉眼见半透明囊性肿物，切面内容胶冻样物。显微镜见囊壁为结缔组织所构成，为环行胶原纤维，无上皮衬覆；囊腔内有粉染的黏液，并见泡沫细胞及炎症细胞。最可能的病理诊断是（　　）

    A. 表皮样囊肿　　B. 皮样囊肿　　C. 外渗性黏液囊肿　　D. 潴留性黏液囊肿　　E. 鼻唇囊肿

（三）X 型题

1. 痣样基底细胞癌综合征临床表现包括（　　）

    A. 多发性皮肤基底细胞癌　　B. 颌骨多发性牙源性角化囊肿　　C. 分叉肋和脊椎骨异常　　D. 钙磷代谢异常　　E. 额部隆起

2. 关于根尖周囊肿的病理变化，描述正确的是（   ）

　　A. 衬里上皮为厚薄不一的复层鳞状上皮　　B. 上皮正角化　　C. 上皮钉突增生相互融合成网状　　D. 囊壁内可见胆固醇晶体　　E. 有时可见透明小体

3. 球状上颌囊肿的诊断标准包含（   ）

A. 发生于上颌恒侧切牙和单尖牙之间，且邻牙为活髓牙　　B. 发生于上颌尖牙和前磨牙之间
C. 组织学上不能诊断为其他囊肿　　D. 囊肿衬里上皮不一，多为复层鳞状上皮或纤毛柱状上皮　　E. X 线片表现为倒梨形透光区

4. 牙源性角化囊肿术后易复发的原因（   ）

　　A. 囊壁薄、易破碎、手术难以完整摘除　　B. 衬里上皮具有较高的分裂活性，可癌变　　C. 指状突方式生长　　D. 囊壁内有微小子囊　　E. 口腔黏膜上皮的基底细胞增殖

5. 关于牙源性钙化囊肿的描述，正确的是（   ）

　　A. 基底细胞胞核远离基底膜　　B. 可见影细胞　　C. 可见牙齿硬组织　　D. 术后易复发　　E. 好发于颌骨前份

（四）名词解释

1. 含牙囊肿　　2. 发育性根侧囊肿　　3. ghost cell　　4. Bohn 结节
5. 黏液囊肿　　6. 残余囊肿　　7. 假性囊肿　　8. 蛤蟆肿

（五）简答题

1. 简述牙源性囊肿的上皮来源。
2. 简述牙源性钙化囊肿的病理特点。
3. 简述根尖周囊肿的病理特点。

（六）病例分析题

1. 男，24 岁，左下颌部无痛性肿胀月余。查体，左下颌第三磨牙区膨隆。第三磨牙尚未萌出。X 线示：境界清楚的透光区，包绕一未萌出的牙冠。术中见：囊性肿物包膜完整，与周围组织较易分离，第三磨牙缺如。

（1）临床诊断是什么？

（2）该疾病的病理特点？

2. 女，41 岁，右上颌不适半年。查体：右上颌第一、二磨牙部位颊侧稍突出。X 线片示：单囊放射透光区，边缘呈扇形切迹。术中见囊肿呈白色，囊肿内容物为乳汁样液体。病理诊断为牙源性角化囊肿。

该诊断的病理依据是什么？

3. 男，14 岁，左胸锁乳突肌前缘一囊性肿物 3 年余，无痛，生长缓慢。术中见囊性肿物，体积 3cm×2cm×2cm，剖开内容棕色清亮液体，内壁粗糙。显微镜观察显示囊壁内衬复层鳞状上皮，无角化；纤维组织囊壁内有大量淋巴组织，并见淋巴滤泡。

（1）病理诊断是什么？

（2）鉴别诊断？

七、练习题参考答案

（一）A1 型题

1. D　2. C　3. D　4. E　5. B　6. C　7. A　8. B　9. C　10. A　11. B　12. C　13. B　14. B　15. B

（二）A2 型题

1. E 2. A 3. B 4. B 5. C

（三）X 型题

1. ABCDE 2. ACDE 3. ACDE 4. ABCDE 5. ABCE

（四）名词解释

1. 含牙囊肿：又称滤泡囊肿，是指囊壁包含一个未萌牙的牙冠并附着于该牙的牙颈部的囊肿。

2. 发育性根侧囊肿：发生于活髓牙根侧或牙根之间的牙源性发育性囊肿，与炎症刺激无关。

3. ghost cell：影细胞，呈圆形或卵圆形，细胞界线清，细胞质红染，胞核消失而不着色，在胞核部位出现阴影，故称影细胞。

4. Bohn 结节：又称婴儿囊肿，发生在牙槽黏膜的多个白色或浅黄色结节，似粟米大小，多少不等。镜下见囊肿位于紧贴上皮下方的固有层内，其衬里上皮为较薄的角化鳞状上皮。

5. 黏液囊肿：是黏液外渗性囊肿和黏液潴留性囊肿的统称，是一类由于小唾液腺导管破裂或阻塞所致的黏液外渗或潴留而发生软组织囊肿。

6. 残余囊肿：如果根尖肉芽肿在拔牙后未予处理而继续残留于颌骨内而发生的囊肿。

7. 假性囊肿：囊肿是一种非脓肿性病理性囊腔，内含囊液或半流体物质，通常由纤维结缔组织囊壁包绕，囊壁无上皮衬里者称为假性囊肿。

8. 蛤蟆肿：又称舌下囊肿，是一种特指发生于口底的黏液囊肿，舌下囊肿病变中的黏液成分多来自舌下腺，但有些囊肿也可发生于下颌下腺的导管。

（五）简答题

1. 简述牙源性囊肿的上皮来源。

【解答】牙源性囊肿的衬里上皮可能来源于牙齿形成器官的上皮剩余。牙源性角化囊肿、发育性根侧囊肿、牙龈囊肿由牙板上皮剩余发生；含牙囊肿、萌出囊肿、炎性牙旁囊肿由缩余釉上皮发生；根尖囊肿、残余囊肿、炎性根尖侧囊肿由 Malassez 上皮剩余发生。

2. 简述牙源性钙化囊肿的病理特点。

【解答】病变呈囊性，衬里上皮的基底细胞呈立方状或柱状，胞核远离基底膜，其浅层由排列疏松的星形细胞构成，与成釉器的星网状层相似。在衬里上皮和纤维囊壁内可见数量不等的影细胞灶，并有不同程度的钙化。影细胞呈圆形或卵圆形，细胞界线清楚，细胞质红染，胞核消失而不着色，在胞核部位出现阴影，故称影细胞。邻近上皮基底层下方可见带状发育不良牙本质。有些病例中见有广泛牙齿硬组织形成，类似于组合性或混合性牙瘤。

3. 简述根尖周囊肿的病理特点。

【解答】根尖周囊肿大小和囊壁厚薄不一，镜下见囊壁的囊腔面内衬无角化的复层鳞状上皮，厚薄不一，上皮钉突因炎性刺激发生不规则增生、伸长，相互融合呈网状，上皮表现明显的细胞间水肿和以中性粒细胞为主的上皮内炎症细胞浸润，炎性浸润致密区常导致上皮的连续性中断。纤维组织囊壁内炎症明显，炎性浸润细胞主要为淋巴细胞、浆细胞，也混杂有中性粒细胞浸润以及泡沫状吞噬细胞。囊壁内可见含铁血黄素和胆固醇晶体沉积，有时衬里上皮和纤维囊壁内可见透明小体，为弓形线状或环状的均质状小体，呈嗜伊红染色。

（六）病例分析题

1.【解答】

（1）临床诊断：含牙囊肿。

（2）病理特点：囊壁内含一牙冠，囊壁附着于牙颈部；囊壁内衬上皮为复层鳞状上皮，一般无上皮钉突，但在炎症较明显处可出现上皮钉突，部分上皮较薄，有的区域上皮脱落至腔内；囊壁外层为环行排列的纤维组织，其内血管扩张、充血，有慢性炎性细胞浸润。

2.【解答】

（1）肉眼观察：囊性肿物，囊壁较薄，囊内壁附着少量的灰白色角化物。

（2）显微镜观察：囊壁内衬上皮为复层鳞状上皮，较薄，一般无上皮钉突，在有炎症反应区域，可出现上皮钉突；上皮表层有角化，为正角化；基底层细胞排列整齐，细胞呈立方状，有的区域细胞呈柱状，核远离基底膜排列；上皮下为纤维组织囊壁，部分区域有慢性炎性细胞浸润。

3.【解答】

（1）病理诊断：鳃裂囊肿

（2）鉴别诊断：甲状舌管囊肿。

	好发部位	组织学来源	病理学区别
鳃裂囊肿	颈上部下颌角附近，胸锁乳突肌上 1/3 前缘	鳃裂或咽囊上皮剩余，胚胎时期陷入颈淋巴结内的涎腺上皮囊变	①衬里上皮为复层鳞状上皮或假复层柱状上皮；②纤维囊壁内含有大量淋巴样组织并形成淋巴滤泡（第一鳃裂囊肿除外）
甲状舌管囊肿	甲状舌骨区	甲状舌导管残余上皮	①衬里上皮为假复层（纤毛）柱状上皮、复层鳞状上皮或呈现二者的过渡形态与胚胎性咽底上皮相似；②纤维性囊壁内偶见甲状腺或黏液腺组织

实验十四　牙源性肿瘤和瘤样病变

一、实验目的

1. 掌握常见牙源性肿瘤如成釉细胞瘤、牙源性钙化上皮瘤、牙源性腺样瘤、混合性牙瘤、牙源性纤维瘤的组织学特征。

2. 熟悉常见牙源性肿瘤的临床特点。

3. 了解牙源性肿瘤的组织学发生及生物学特性。

二、实验内容

1. 观看牙源性肿瘤和瘤样病变的幻灯片。

2. 观察成釉细胞瘤、牙源性钙化上皮瘤、牙源性腺样瘤、混合性牙瘤、牙源性纤维瘤切片。

三、实验用品

显微镜、多媒体系统、切片、数字切片库、牙源性肿瘤和瘤样病变的幻灯片。

四、方法和步骤

1. 牙源性肿瘤和瘤样病变的幻灯片

（1）良性牙源性上皮性肿瘤。

（2）良性牙源性上皮和间充质组织混合性肿瘤。

（3）良性牙源性间充质性肿瘤。

2. 成釉细胞瘤（一）切片

（1）低倍镜观察：肿瘤由上皮性团块或条索构成，瘤巢大小不一，形态不规则（图14-1），瘤巢呈滤泡状，部分瘤巢中央发生囊性变（图14-2）。肿瘤实质与间质分界清楚。

（2）高倍镜观察：此为滤泡型成釉细胞瘤，瘤巢中央由多边形或多角形细胞组成，细胞之间排列疏松，类似于成釉器的星网状层，周边围绕一层立方状或柱状细胞，类似于成釉细胞或前成釉细胞，细胞核呈栅栏状排列并远离基底膜（图14-3）。部分瘤巢中央的星网状区发生囊性变，形成小囊腔（图14-4）。间质可见大量成熟结缔组织，发生玻璃样变性。

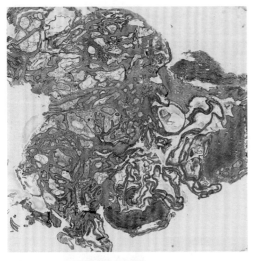

图 14-1　成釉细胞瘤 1

肿瘤由上皮性团块或条索构成，瘤巢大小不一，形态不规则

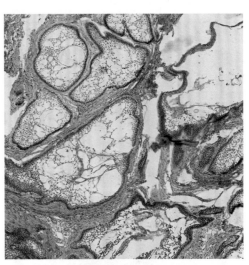

图 14-2　成釉细胞瘤 2

瘤巢呈滤泡状，中央可见囊性变

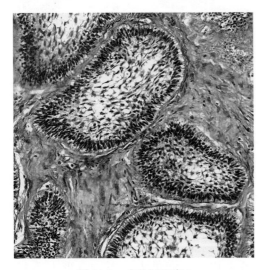

图 14-3　成釉细胞瘤 3

瘤巢中央为多角形细胞，排列疏松，周围围绕一层柱状细胞，核远离基底膜

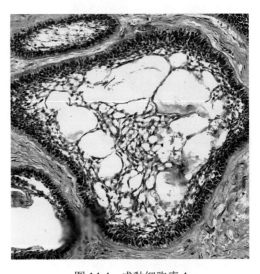

图 14-4　成釉细胞瘤 4

瘤巢呈滤泡状，瘤巢中央的星网状区发生囊性变，形成小囊腔

3. 成釉细胞瘤（二）切片

（1）低倍镜观察：肿瘤呈膨胀性生长，表面可见纤维组织包膜（图 14-5），肿瘤上皮增殖呈网状连结的上皮条索（图 14-6）。肿瘤间质见疏松结缔组织和血管。

（2）高倍镜观察：此为丛状型成釉细胞瘤，瘤巢呈条索状，周边围绕一层立方状细胞，类似于成釉细胞或前成釉细胞，细胞核呈栅栏状排列并远离基底膜；中心部细胞含量较少，类似于星网状层细胞（图 14-7）。肿瘤间质由疏松结缔组织和血管构成，可见囊性变（图 14-8）。

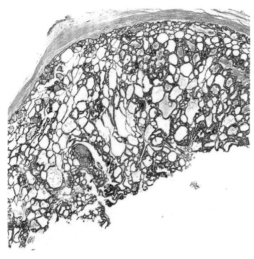

图 14-5　成釉细胞瘤 5

肿瘤呈膨胀性生长，表面可见纤维组织包膜

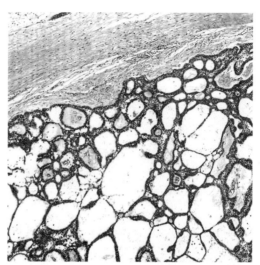

图 14-6　成釉细胞瘤 6

肿瘤上皮增殖呈网状连结的上皮条索

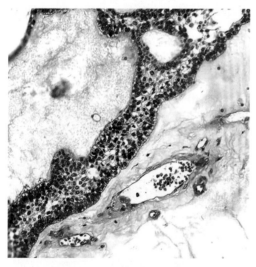

图 14-7　成釉细胞瘤 7

瘤巢呈条索状，间质见纤维组织和血管

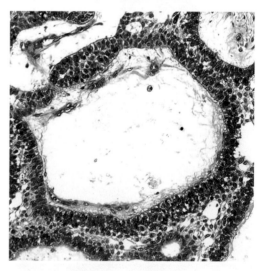

图 14-8　成釉细胞瘤 8

肿瘤间质发生囊性变，而不是上皮内囊性变

4. 成釉细胞瘤（三）切片

（1）低倍镜观察：肿瘤由上皮性团块或条索构成，瘤巢大小不一，形态不规则（图 14-9），大多数瘤巢呈滤泡状，少数瘤巢中央可见红色角化物质，有的瘤巢中央因囊性变或者细胞脱落而空虚（图 14-10）。肿瘤实质与间质分界清楚。

（2）高倍镜观察：大多数为滤泡型，瘤巢中央由类圆形细胞组成，细胞之间排列疏松，类似于成釉器的星网状层，周边围绕一层立方状或柱状细胞，类似于成釉细胞或前成釉细胞，细胞核呈栅栏状排列并远离基底膜（图 14-11）。少数为棘皮瘤型，瘤巢中央呈现广泛鳞状化生，可见角化珠形成（图 14-12）。间质由疏松结缔组织和血管构成。

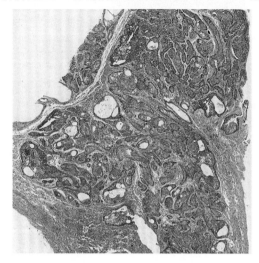

图 14-9　成釉细胞瘤 9

肿瘤由上皮性团块或条索构成，瘤巢大小不一，形态不规则

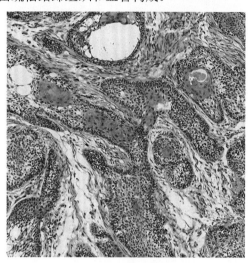

图 14-10　成釉细胞瘤 10

大多数瘤巢呈滤泡状，少数瘤巢中央可见红色角化物质，有的瘤巢中央空虚

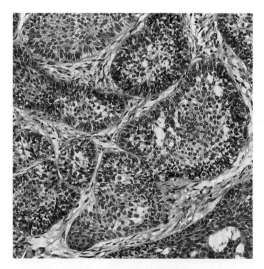

图 14-11　成釉细胞瘤 11

瘤巢中央区为类圆形细胞，排列疏松，周边围绕一层立方状细胞，核远离基底膜

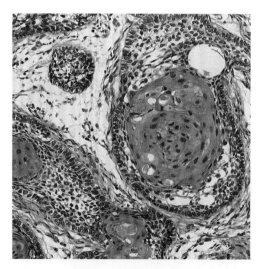

图 14-12　成釉细胞瘤 12

瘤巢中央呈现广泛鳞状化生，可见角化珠形成

5. 成釉细胞瘤（四）切片

（1）低倍镜观察：肿瘤由上皮性团块构成，瘤巢大小不一，大多数瘤巢中央可见红色颗粒物质，部分瘤巢中央空虚（图 14-13）。肿瘤实质与间质分界清楚。

（2）高倍镜观察：大多数瘤巢呈滤泡状，为颗粒细胞型，颗粒细胞部分取代肿瘤的星网状细胞，颗粒细胞体积大，呈圆形，核小深染，位于细胞一侧，细胞质丰富，充满嗜酸性颗粒（图 14-14），部分颗粒细胞脱落，导致瘤巢空虚。瘤巢之间为肿瘤间质，为疏松结缔组织。

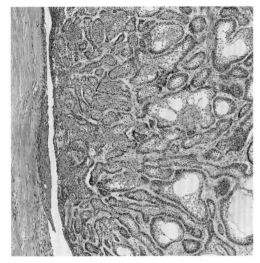

图 14-13　成釉细胞瘤 13

左边为肿瘤包膜，瘤巢中央可见红色颗粒物质

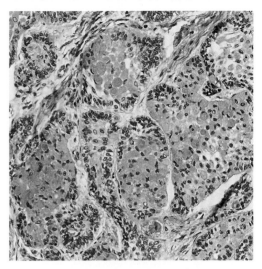

图 14-14　成釉细胞瘤 14

瘤巢中央见颗粒细胞，呈圆形，细胞质丰富

6. 成釉细胞瘤（五）切片

（1）低倍镜观察：肿瘤有包膜，外周可见少量肿瘤性上皮，中央几乎全为角化物（图 14-15）。

（2）高倍镜观察：肿瘤由充满角化物的囊肿构成，多以不全角化为主（图 14-16），该组织学亚型罕见。

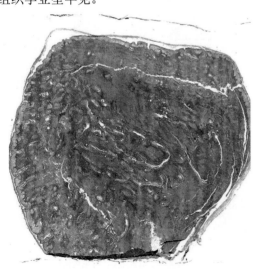

图 14-15　成釉细胞瘤 15

肿瘤外周有少量肿瘤性上皮，中央全为角化物

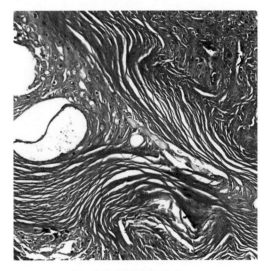

图 14-16　成釉细胞瘤 16

角化以不全角化为主，可见细胞核

7. 成釉细胞瘤（六）切片

（1）低倍镜观察：本型旧称促结缔组织增生型成釉细胞瘤。肿瘤以间质成分为主，挤压肿瘤细胞，肿瘤细胞形成上皮岛或条索，瘤巢大小不一，位于纤维束之间（图 14-17）。

（2）高倍镜观察：肿瘤组织学亚型表现为滤泡型，中央区细胞类似星网状层细胞，外周围绕一层立方状细胞，似前成釉细胞。肿瘤内结缔组织显著增生，胶原丰富，排列成扭曲的束状，可见玻璃样变性。肿瘤实质与间质分界清楚（图14-18）。

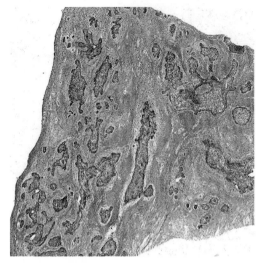

图14-17　成釉细胞瘤17

肿瘤以间质成分为主，瘤巢大小不一，位于纤维束之间

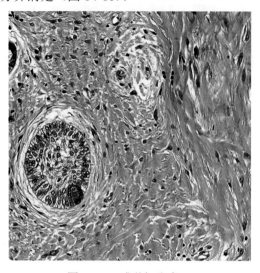

图14-18　成釉细胞瘤18

肿瘤组织学亚型表现为滤泡型，间质显著增生，呈均质红染，发生玻璃样变性

8. 牙源性钙化上皮瘤切片

（1）低倍镜观察：切片中央一红染物质为骨组织，两侧为肿瘤组织（图14-19）。进一步放大，骨组织可见骨陷窝和骨细胞，肿瘤排列呈片状或岛状，组织实质与间质分界清楚，瘤巢内可见红色和深蓝色同心圆状物质，间质为疏松结缔组织和血管（图14-20）。

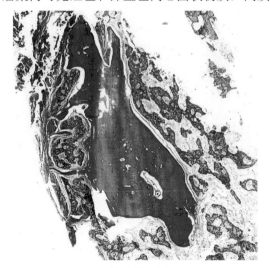

图14-19　牙源性钙化上皮瘤1

中间为骨组织，两侧为肿瘤组织

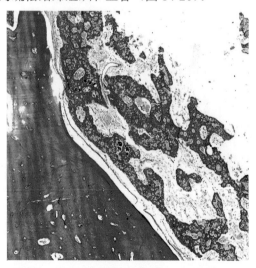

图14-20　牙源性钙化上皮瘤2

左侧为骨组织，右侧肿瘤实质与间质分界清楚

（2）高倍镜观察：肿瘤由多边形上皮细胞组成，可见清晰的细胞间桥，瘤细胞边界较清晰，胞核圆形或卵圆形，核多形性明显（图14-21）。肿瘤细胞之间可见大量圆形嗜酸性均质物质，为淀粉样物质，常发生钙化，呈同心圆沉积（图14-22）。

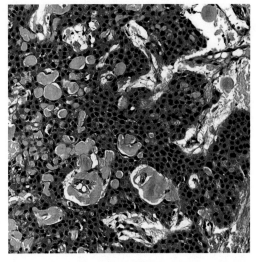

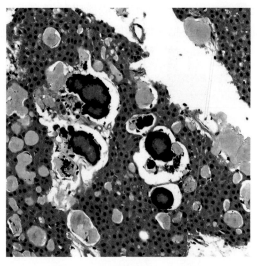

图 14-21　牙源性钙化上皮瘤 3
瘤细胞边界较清晰，核多形性明显

图 14-22　牙源性钙化上皮瘤 4
瘤细胞间见同心圆状淀粉样物质，蓝色为钙化

9. 牙源性腺样瘤（一）切片

（1）低倍镜观察：可见纤维组织包膜，肿瘤由实质和间质两部分组成，肿瘤细胞成分多，间质成分少，肿瘤上皮形成不同结构（图 14-23、图 14-24）。

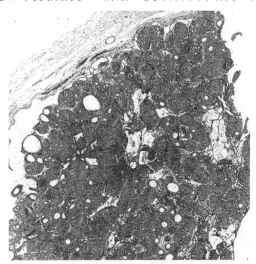

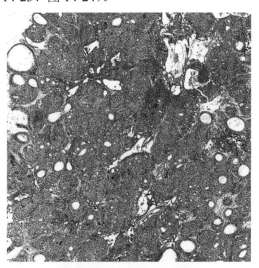

图 14-23　牙源性腺样瘤 1
左上角为包膜，肿瘤细胞成分多，间质成分少

图 14-24　牙源性腺样瘤 2
肿瘤上皮形成不同结构

（2）高倍镜观察：肿瘤可见不同组织结构。一是结节状实性细胞巢，由梭形或立方状上皮细胞组成，形成玫瑰花样结构，细胞之间及中间部可见嗜酸性物质沉积（图 14-25）。二是腺管样结构，立方状或柱状细胞形成环状的腺管样结构，胞核远离腔面（图 14-26）。三是梁状或筛状结构，细胞呈圆形或梭形，1～2 层细胞条索形成筛状（图 14-27）。四是由多边形、嗜酸性鳞状细胞组成的小结节，细胞间有钙化团块和淀粉样物质沉着（图 14-28）。

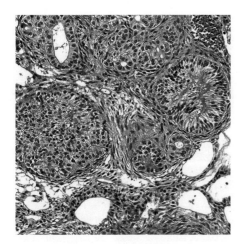

图 14-25 牙源性腺样瘤 3

左右各见一个结节状实性细胞巢，梭形或立方状细胞之间及中间部可见嗜酸性物质沉积

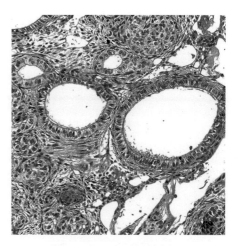

图 14-26 牙源性腺样瘤 4

立方状或柱状细胞形成环状的腺管样结构，胞核远离腔面

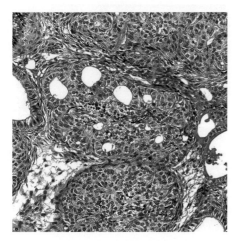

图 14-27 牙源性腺样瘤 5

肿瘤细胞多呈圆形，形成多孔的筛状结构

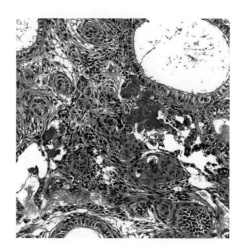

图 14-28 牙源性腺样瘤 6

嗜酸性鳞状细胞形成小结节，可见蓝色钙化团块

10. 牙源性腺样瘤（二）切片

（1）低倍镜观察：肿瘤周围可见纤维组织包膜，肿瘤细胞成分多，间质成分少，肿瘤上皮形成不同结构（图 14-29）。

（2）高倍镜观察：肿瘤可见不同组织结构。一是结节状实性细胞巢，由梭形或立方状上皮细胞组成，形成玫瑰花样结构，细胞之间及中间部可见嗜酸性物质沉积（图 14-30）。二是腺管样结构，立方状或柱状细胞形成环状的腺管样结构，胞核远离腔面（图 14-31）。三是梁状或筛状结构，细胞呈圆形或梭形，1～2 层细胞条索形成筛状（图 14-32）。

11. 成釉细胞纤维瘤切片

（1）低倍镜观察：肿瘤由上皮和间充质组成。肿瘤性上皮呈条索状或团块状排列，间质细胞丰富，排列疏松（图 14-33）。

（2）高倍镜观察：肿瘤上皮类似成釉器结构，间质由较幼稚的结缔组织组成，细胞呈圆形或多角形，可见少量血管，上皮和间质之间可见狭窄的无细胞带或呈玻璃样变的透明带（图 14-34）。

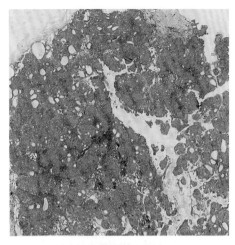

图 14-29　牙源性腺样瘤 7

左上角为肿瘤包膜，肿瘤细胞成分多，间质成分少

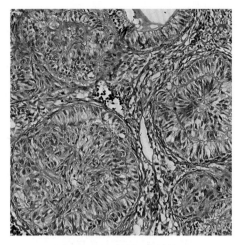

图 14-30　牙源性腺样瘤 8

肿瘤细胞形成结节状实性细胞巢

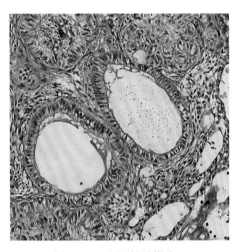

图 14-31　牙源性腺样瘤 9

两个腺管样结构，肿瘤细胞呈柱状，胞核远离腔面

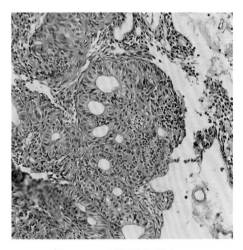

图 14-32　牙源性腺样瘤 10

肿瘤细胞多呈圆形，形成多孔的筛状结构

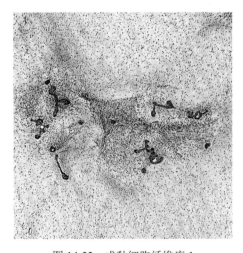

图 14-33　成釉细胞纤维瘤 1

肿瘤性上皮呈条索或团块状排列，间质细胞丰富，排列疏松

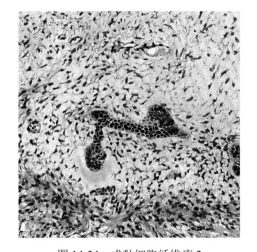

图 14-34　成釉细胞纤维瘤 2

肿瘤上皮似成釉器，间质见许多圆形或多角形细胞，两者之间可见透明带

12. 混合性牙瘤（一）切片

（1）低倍镜观察：肿瘤内牙体组织成分排列紊乱，相互混杂，无典型的牙结构（图14-35）。

（2）高倍镜观察：牙釉质因矿化程度高，仅留下釉质空隙，牙本质占主要成分，可见牙本质小管、球间牙本质等结构，牙骨质可见牙骨质细胞，牙髓组织可见纤维结缔组织和血管，排列紊乱，为成熟的牙体组织（图14-36）。

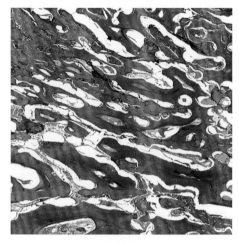

图14-35 混合性牙瘤1

可见大量牙体组织，排列紊乱，相互混杂，无典型牙结构

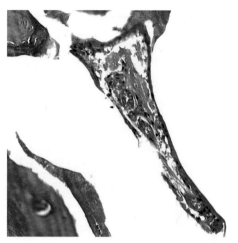

图14-36 混合性牙瘤2

釉质高度矿化（空白处），左侧可见牙本质和牙骨质，右侧可见毛细血管和成纤维细胞（牙髓）

13. 混合性牙瘤（二）切片

（1）低倍镜观察：可见纤维组织包膜，肿瘤内牙体组织成分排列紊乱，相互混杂，无典型的牙结构（图14-37）。

（2）高倍镜观察：牙釉质因矿化程度高，仅留下釉质空隙，部分可见釉质基质残留，牙本质占主要成分，牙骨质、牙髓组织排列紊乱（图14-38）。

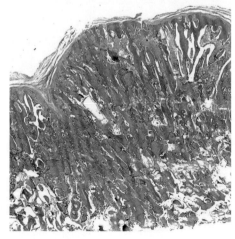

图14-37 混合性牙瘤3

肿瘤有包膜，牙体组织排列紊乱，无典型牙结构

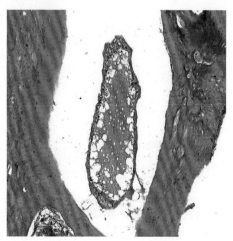

图14-38 混合性牙瘤4

中间为牙髓组织，两侧空白处为釉质空隙，周边为牙本质和牙骨质

14. 牙源性纤维瘤切片

（1）低倍镜观察：肿瘤由细胞丰富的纤维性结缔组织构成（图 14-39）。

（2）高倍镜观察：成纤维细胞呈梭形，大小、形态较一致，细胞之间可见红染的胶原纤维（图 14-40）。

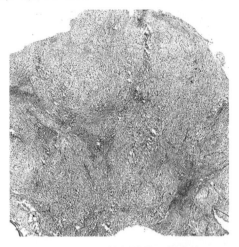

图 14-39　牙源性纤维瘤（低倍镜）
由细胞丰富的纤维性结缔组织构成

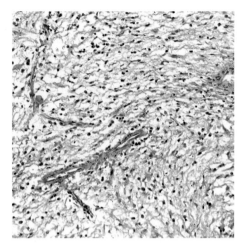

图 14-40　牙源性纤维瘤（高倍镜）
成纤维细胞呈梭形，大小、形态较一致

15. 成釉细胞癌切片

（1）低倍镜观察：肿瘤有包膜，肿瘤细胞成分多，排列紧密，染色深，间质成分少（图 14-41）。

（2）高倍镜观察：肿瘤细胞异型性明显，体积大，核大深染，大小形态不一致，可见核分裂象，间质见少量纤维组织和血管（图 14-42）。

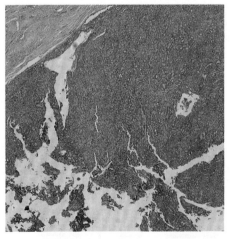

图 14-41　成釉细胞癌（低倍镜）
左上角为肿瘤包膜，肿瘤细胞多而间质少

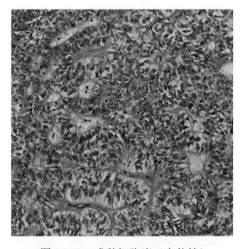

图 14-42　成釉细胞癌（高倍镜）
肿瘤细胞呈多形性，核深染、见病理性核分裂（红箭头）

五、实验报告

绘成釉细胞瘤的高倍镜图片。

六、练习题

(一) A1 型题

1. 有关成釉细胞瘤的描述,下列哪一项有误(　　)

A.含成釉器样结构,但无釉质或其他牙体组织形成　　B.实性或多囊型成釉细胞瘤组织学亚型以滤泡型和丛状型最为常见　　C.骨外或外周型成釉细胞瘤易于发现和手术切除　　D.转移性成釉细胞瘤原发瘤多为实性或多囊型,转移灶最常发生于肺、其次为淋巴结和骨　　E.伴囊腔内瘤结节型单囊型成釉细胞瘤,瘤结节多呈滤泡型成釉细胞瘤的特点

2. 有关牙源性钙化上皮瘤的描述,下列哪一项有误(　　)

A.又称 Pindborg 瘤　　B.肿瘤由多边形上皮细胞组成,常见清晰的细胞间桥　　C.肿瘤组织中间数量不等影细胞灶,并有不同程度钙化　　D.属于良性肿瘤,但其生长具有局部浸润性　　E.常见一特征性圆形嗜酸性均质淀粉样物质

3. 下列哪一项不属于实性或多囊型成釉细胞瘤的分类(　　)

A.周边型　　B.滤泡型　　C.丛状型　　D.颗粒细胞型　　E.棘皮瘤型

4. 牙源性腺样瘤好发部位是(　　)

A.上颌尖牙区　　B.下颌尖牙区　　C.上颌双尖牙区　　D.下颌双尖牙区　　E.上颌磨牙区

5. 不侵袭骨组织的成釉细胞瘤是(　　)

A.实性型成釉细胞瘤　　B.角化成釉细胞瘤　　C.转移性成釉细胞瘤　　D.外周型成釉细胞瘤　　E.单囊型成釉细胞瘤

6. 牙源性钙化上皮瘤中的钙化物质来源于(　　)

A.淀粉样物质　　B.肿瘤上皮细胞　　C.上皮角化物质　　D.纤维结缔组织　　E.黏液样物质

7. 有关转移性成釉细胞瘤的描述,下列哪一项有误(　　)

A.多表现为实性或多囊型　　B.转移灶多发生于肝脏　　C.其次发生于淋巴结和骨　　D.组织学上存在异型性并发生转移考虑为成釉细胞癌　　E.原发性和转移性病损均表现良性成釉细胞瘤的组织学特点

8. 有关单囊型成釉细胞瘤的描述,下列哪项有误(　　)

A.临床和 X 线表现类似于颌骨囊肿　　B.衬里上皮表现成釉细胞瘤样改变　　C.好发上颌切牙区　　D.可分单纯囊性型、伴囊腔内瘤结节型和囊壁内浸润型　　E.术后复发率低于实性或多囊型成釉细胞瘤

9. 成釉细胞瘤的生物学特点为(　　)

A.良性、无浸润　　B.缓慢生长、无浸润　　C.良性、有浸润　　D.恶性、有浸润　　E.快速生长、有浸润

10. 以下哪种改变或结构可见于牙源性钙化上皮瘤(　　)

A.肿瘤上皮岛内见角化珠形成　　B.囊壁见微小子囊　　C.圆形嗜伊红均质物质　　D.玫瑰花瓣样结构　　E.影细胞

11. 鳞状上皮化生可见于成釉细胞瘤的哪种类型(　　)

A.滤泡型　　B.丛状型　　C.单囊型　　D.棘皮瘤型　　E.基底细胞型

12. 下列哪项不属于牙瘤组织成分(　　)

A.釉质　　B.牙本质　　C.牙骨质　　D.牙槽骨　　E.牙髓

13. 组合性牙瘤多见于（　　　）

　　A. 上颌单尖牙区　　　　B. 上颌切牙-尖牙区　　　　C. 上颌切牙-尖牙区和下颌前磨牙区　　　　D. 下颌前磨牙区和磨牙区　　　　E. 下颌磨牙区和下颌升支部

14. 牙瘤属于（　　　）

　　A. 良性肿瘤　　　B. 交界性肿瘤　　　C. 囊肿　　　D. 错构瘤　　　E. 恶性肿瘤

15. 关于混合性牙瘤描述，哪项是错误的（　　　）

　　A. 多发生于儿童和青年　　　B. 以下颌前磨牙和磨牙区多见　　　C. 肿瘤生长有自限性，预后良好　　　D. 镜下见牙体组织排列如同正常牙　　　E. X 线片示界线清楚的放射透光区，其中可见放射阻射性结节状钙化物质

16. 成牙骨质细胞瘤病变大部分为（　　　）

　　A. 钙化组织　　　B. 纤维组织　　　C. 骨样组织　　　D. 软骨样组织　　　E. 牙体组织

（二）A2 型题

1. 患者，男，20 岁，下颌前磨牙区出现一肿物约 2 年。病理检查显示肿瘤由牙骨质样组织组成。有的排列成片状，可见较多的嗜碱性反折线。细胞核浓染，其内未见核异型或核分裂，患者可能的诊断为（　　　）

　　A. 牙源性黏液瘤　　　B. 牙源性腺样瘤　　　C. 牙源性钙化上皮瘤　　　D. 成牙骨质细胞瘤　　　E. 牙源性纤维瘤

2. 患者，女，19 岁，偶然发现上颌尖牙区一肿块，无自觉症状。X 线表现为单房性透射影，见一阻生牙。镜下组织内见腺管样和玫瑰花样结构。患者最可能的病变是（　　　）

　　A. 多形性腺瘤　　　B. 含牙囊肿　　　C. 牙源性腺样瘤　　　D. 成釉细胞瘤　　　E. 牙源性钙化上皮瘤

3. 患者，男，18 岁，右下颌骨无痛性、渐进性膨大 3 年。X 线显示多囊性透射区，包含一未萌出的智齿。手术切除标本，肿瘤细胞形成上皮团块，周边为单层柱状细胞，中央为疏松的星网状细胞，肿瘤间质为成熟的结缔组织，患者最有可能的诊断是（　　　）

　　A. 牙源性腺样瘤　　　B. 含牙囊肿　　　C. 成釉细胞瘤　　　D. 牙源性角化囊肿　　　E. 发育性根侧囊肿

4. 患者，女，14 岁，左下颌磨牙区颌骨渐进性膨大 2 年。X 线表现为境界清楚的放射透光区。肿瘤由上皮和间充质两种成分组成，上皮类似于成釉器，周边层为立方或柱状细胞，间充质细胞类似于牙乳头细胞。患者最有可能的诊断是（　　　）

　　A. 成釉细胞瘤　　　B. 牙源性钙化上皮瘤　　　C. 混合性牙瘤　　　D. 牙源性角化囊肿　　　E. 成釉细胞纤维瘤

5. 患者，男，17 岁，右下颌磨牙区一肿物。X 线示境界清楚的放射透光区，可见放射阻射性结节状钙化物。手术摘除，病变为牙体组织成分，排列紊乱，相互混杂。患者最有可能的诊断是（　　　）

　　A. 牙源性钙化上皮瘤　　　B. 组合性牙瘤　　　C. 牙源性钙化囊肿　　　D. 混合性牙瘤　　　E. 牙源性鳞状细胞瘤

6. 患者，男，50 岁，左下颌骨无痛性、渐进性膨大 5 年。X 线示不规则透射区内含大小不等的阻射性团块，附近可见埋伏牙。肿块切除，肿瘤由多边性上皮细胞组成，瘤细胞周边可见大量圆形淀粉样物质团块，部分发生钙化。患者最有可能的诊断是（　　　）

　　A. 牙源性钙化上皮瘤　　　B. 含牙囊肿　　　C. 成釉细胞瘤　　　D. 混合性牙瘤　　　E. 牙源性鳞状细胞瘤

（三）X 型题

1. 牙源性钙化上皮瘤的病理表现（　　　）

　　A. 肿瘤由多边形上皮细胞组成　　B. 基底细胞出现极性倒置　　C. 上皮细胞排列呈片状或岛状　　D. 瘤细胞边界较清晰，细胞质微嗜酸性　　E. 核多形性明显，但核分裂罕见

2. 牙源性腺样瘤与含牙囊肿的区别有哪些（　　　）

　　A. 肿瘤腔内可含牙　　B. 肿瘤细胞可形成腺管样结构　　C. 由多边形嗜酸性鳞状细胞组成小结节　　D. 可见数量不等的影细胞灶　　E. 肿瘤上皮为结节状实性细胞巢，可形成玫瑰花样结构

3. 成釉细胞瘤组织学亚型有（　　　）

　　A. 滤泡型　　B. 颗粒细胞型　　C. 微囊型　　D. 基底细胞型　　E. 丛状型

4. 成釉细胞瘤的组织来源（　　　）

　　A. 成釉器　　B. Malassez 上皮剩余　　C. 缩余釉上皮　　D. 牙源性囊肿的衬里上皮　　E. 口腔黏膜上皮

5. 有关成釉细胞纤维瘤的描述，哪些是正确的（　　　）

　　A. 牙源性上皮和间叶组织同时增殖　　B. 伴有牙本质和牙釉质形成　　C. 真性混合性牙源性肿瘤　　D. 最常见于上颌尖牙区　　E. X 线表现为界线清楚的放射透光区

（四）名词解释

1. 牙源性肿瘤　　2. 成釉细胞瘤　　3. 牙源性鳞状细胞瘤　　4. 牙瘤

5. 影细胞　　6. 牙源性钙化上皮瘤　　7. 单囊型成釉细胞瘤　　8. 牙源性腺样瘤

（五）简答题

1. 简述单囊型成釉细胞瘤的病理表现与临床治疗的关系。
2. 简述牙源性肿瘤的组织学发生与牙齿发育的关系。
3. 简述牙源性腺样瘤的组织学特点。
4. 试述各种牙源性肿瘤的生物学特性。
5. 简述牙源性钙化上皮瘤的病理改变、生物学行为和组织来源。

（六）病例分析题

1. 患者，男，40 岁，右下颌骨肿胀 6 年，无明显自觉症状。专科检查：右下颌升支后缘肿胀，表面黏膜颜色正常，无溃疡，颌骨压之有乒乓球样感。X 线显示右下颌磨牙区多房性透射区，边界清楚，呈切迹状，埋伏牙。手术切除肿瘤及部分下颌骨，切面见骨质破坏、吸收，骨皮质变薄，被肿瘤组织所占据。肿瘤组织内可见埋伏牙，主体为实性，有多处囊性区域。光镜下肿瘤组织呈滤泡状，上皮内囊性变，间质为成熟的纤维组织（图 14-43）。

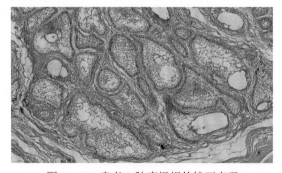

图 14-43　患者 1 肿瘤组织的镜下表现

请分析：

（1）患者最可能的诊断是什么？请指出主要依据。

（2）描述该类型肿瘤最常见的两种组织学亚型的镜下特点。

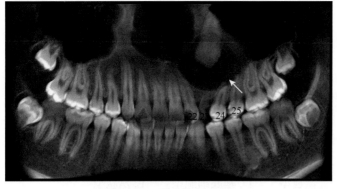

图 14-44　牙齿的 X 线片

2. 患者，男，16 岁。左上前牙区肿胀不适 3 月余，2 周前肿胀加重，伴触痛、头晕、头痛。专科检查：左上颌 21～25 牙根方可触及明显颌骨膨隆感，X 线检查见 22～25 根尖区见大小约 3cm×2cm 的低密度影像，病变边缘骨较清晰，23 垂直位于其顶部（图 14-44）。临床诊断：左上颌骨囊肿。手术切除肿瘤及部分颌骨组织，肿瘤组织包膜完整，切面呈囊、实性。光镜下肿瘤由纤维包绕的囊实性结构组成，可见不同组织结构（图 14-45）。

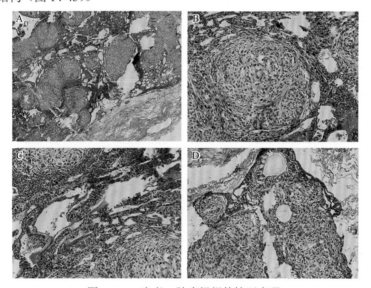

图 14-45　患者 2 肿瘤组织的镜下表现

请分析：

（1）患者最可能的诊断是什么？请指出主要依据。

（2）描述该类型肿瘤最常见的两种组织学亚型的镜下特点。

七、练习题参考答案

（一）A1 型题

1. E　2. C　3. A　4. A　5. D　6. A　7. B　8. C　9. C　10. C　11. D　12. D　13. B　14. D
15. D　16. A

（二）A2 型题

1. D　2. C　3. C　4. E　5. D　6. A

（三）X 型题

1. ACDE　2. BCE　3. ABDE　4. ABCDE　5. ACE

（四）名词解释

1. 牙源性肿瘤：由成牙组织，即牙源性上皮、牙源性间充质或牙源性上皮和间充质共同发生的一组肿瘤。

2. 成釉细胞瘤：是常见的牙源性上皮性良性肿瘤之一，肿瘤内主要含成釉器样结构，但无釉质或其他牙体硬组织形成。生长缓慢，但有局部侵袭性，如切除不彻底，复发率很高，但基本上无转移倾向。

3. 牙源性鳞状细胞瘤：由分化良好的鳞状上皮和纤维间质构成的、具有局部浸润性的良性肿瘤。

4. 牙瘤：是成牙组织的错构瘤或发育畸形，不是真性肿瘤。

5. 影细胞：牙源性钙化囊性瘤中，在衬里上皮和纤维囊壁内可见数量不等的影细胞灶，并有不同程度的钙化。细胞呈圆形或卵圆形，细胞界线清楚，细胞质红染，胞核消失而不着色，在胞核部位出现阴影，故称影细胞。

6. 牙源性钙化上皮瘤：具有局部侵袭性的牙源性上皮性肿瘤，以肿瘤内出现发生钙化的淀粉样物质为主要特征，又称 Pindborg 瘤。

7. 单囊型成釉细胞瘤：是指临床和 X 线表现单囊性颌骨改变，类似于颌骨囊肿，但组织学检查见其囊腔的衬里上皮表现为成釉细胞瘤样改变，增生的肿瘤结节可突入囊腔内和（或）浸润纤维组织囊壁。

8. 牙源性腺样瘤：由被成熟结缔组织间质包绕的、形成多种组织结构的牙源性上皮构成，其特征为缓慢地、渐进性地生长。

（五）简答题

1. 简述单囊型成釉细胞瘤的病理表现与临床治疗的关系。

【解答】单囊型成釉细胞瘤Ⅰ、Ⅱ型肿瘤仅表现囊性或囊腔内生长，其生物学行为类似于发育性牙源性囊肿，故单纯刮治后一般不复发。第Ⅲ亚型因其纤维囊壁内存在肿瘤浸润，局部侵袭性可能类似于实性型成釉细胞瘤，因此其治疗原则应与后者相同，对术后患者应作长期随访。

2. 简述牙源性肿瘤的组织学发生与牙齿发育的关系。

【解答】牙源性上皮性肿瘤主要来自于牙板及成釉器上皮及其残余；牙源性间充质来源的肿瘤主要来自于牙乳头和牙囊；部分牙源性肿瘤可为牙源性上皮和间充质混合来源；部分牙源性肿瘤可伴有牙硬组织形成。

3. 简述牙源性腺样瘤的组织学特点。

【解答】镜下见肿瘤上皮可形成不同结构。①结节状实性细胞巢，可形成玫瑰花样结构。②腺管样结构，立方状或柱状细胞形成环状的腺管样结构，胞核远离腔面。③梁状或筛状结构。④多边形、嗜酸性鳞状细胞组成的小结节。小结节内鳞状细胞核呈轻度多形性，细胞间见有细胞间桥和钙化团块以及淀粉样物质沉着。⑤肿瘤内有时还可见发育不良的牙本质或骨样牙本质。肿瘤间质成分较少。

4. 试述各种牙源性肿瘤的生物学特性。

【解答】牙源性肿瘤大部分为良性，恶性肿瘤较罕见。其中牙源性上皮性肿瘤虽为良性，但肿瘤常常没有包膜。具有局部浸润性生长的特点，术后复发率较高；牙源性间叶性肿瘤和混合性肿瘤一般为良性，术后复发少见；牙源性错构瘤属发育异常，术后不复发。①牙源性上皮性肿瘤属良性肿瘤，但肿瘤常常没有包膜，具有局部浸润性生长的特点，切除不彻底易复发的牙源性肿瘤有成釉细胞瘤、牙源性钙化上皮瘤、部分牙源性钙化囊肿、牙源性黏液瘤；②间叶性牙源性肿瘤属良性肿瘤，术后一般不复发的肿瘤有牙源性鳞状细胞瘤、良性成牙骨质细胞瘤、牙源性纤维瘤、牙源性腺样瘤、成釉细胞纤维瘤；③属牙源性错构瘤的有混合性和组合性牙瘤；④牙源性透明细胞瘤常有复发和淋巴结转移，可能为恶性，应称为牙源性透明细胞癌。

5. 简述牙源性钙化上皮瘤的病理改变、生物学行为和组织来源。

【解答】①病理改变：肉眼观病变区颌骨膨大，切面呈灰白或灰黄色，实性。镜下肿瘤由多边形上皮细胞组成，可见清楚的细胞间桥，排列成片状或岛状，肿瘤细胞核较大，可表现多形性，但核分裂罕见。肿瘤组织内常见一种特征性圆形嗜酸性均质物质为淀粉样物质，淀粉样物质内常发生钙化，钙化物呈同心圆沉积。②生物学行为：良性肿瘤，明显局部浸润生长，术后可复发。③组织来源：来自埋伏牙的缩余釉上皮，也有人认为来自成釉器的中间层细胞。

（六）病例分析题

【解答】

1. （1）多囊型成釉细胞瘤。主要依据：①患者为中年男性，发病部位为下颌升支部，肿瘤生长缓慢，表现为无痛性、渐进性颌骨膨大，骨质受压吸收变薄，压之有乒乓球样感，符合成釉细胞瘤的临床表现。②X线表现为多房性透射影，边界清晰，呈切迹状，埋伏牙，符合多囊型成釉细胞瘤的影像学特点。③肿瘤实性背景下，有多处囊性区域，光镜下肿瘤呈丛状排列，符合丛状型成釉细胞瘤的病理表现。

（2）滤泡型和丛状型最常见。①滤泡型：肿瘤形成孤立性上皮岛，上皮岛中心部由多边形或多角形细胞组成，细胞之间彼此疏松连接，类似于成釉器的星网状层，上皮岛周边围绕一层立方状或柱状细胞，类似于成釉细胞或前成釉细胞，细胞核呈栅栏状排列且远离基底膜，即极性倒置。上皮岛中央的星网状区常发生囊性变，滤泡之间的肿瘤间质为疏松结缔组织。②丛状型：肿瘤上皮增殖呈网状连结的上皮条索，周边部是一层立方或柱状细胞类似成釉细胞，被周边部细胞包围的中心部细胞类似星网状层细胞，肿瘤间质内可发生囊性变。

2. 略。

实验十五　口腔黏膜上皮肿瘤和瘤样病变

一、实验目的

1. 掌握鳞状细胞乳头状瘤、口腔鳞状细胞癌的临床表现、病理变化。
2. 熟悉疣状癌的临床表现、病理变化。

二、实验内容

1. 观察口腔黏膜上皮肿瘤和瘤样病变的幻灯片。
2. 观察鳞状细胞乳头状瘤切片、鳞状细胞癌切片。

三、实验用品

光学显微镜、多媒体系统、切片、数字切片库、鳞状细胞乳头状瘤和口腔鳞状细胞癌的幻灯片。

四、方法和步骤

1. 鳞状细胞乳头状瘤切片

（1）肉眼观察：表现为质软、外突性肿块，可呈白色、粉红色等改变，表面呈结节状、乳头状或疣状，基底有蒂或无蒂，直径常小于1cm，多为单发。

（2）低倍镜观察：外生性生长的复层鳞状上皮呈指状突起，其中心为血管结缔组织（图15-1）。

（3）高倍镜观察：上皮表层角化，棘层增生，基底层细胞内可见核分裂。但无上皮异常增殖（图15-2）。

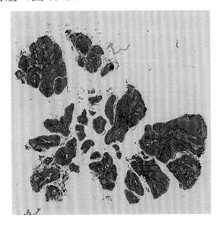 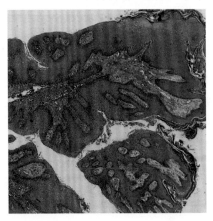

图15-1 鳞状细胞乳头状瘤1
外生性生长的复层鳞状上皮呈指状突起，其中心为血管结缔组织

图15-2 鳞状细胞乳头状瘤2
上皮表层角化，棘层增生，基底层细胞内可见核分裂。但无上皮异常增殖

2.鳞状细胞癌切片

（1）肉眼观察：肿瘤常呈凹陷溃疡状。临床病史叙述病变处伴有疼痛，发展速度较快。

（2）低倍镜观察：肿瘤无包膜，呈实性片块状、岛状或条索状侵犯周围肌肉或腺体组织。高分化鳞状细胞癌细胞异型性不明显，在癌巢中央可见角化珠或癌珠，低分化的癌细胞黏膜上皮分化呈明显异型性，并见较多的核分裂象（图15-3）。

（3）高倍镜观察：高分化鳞状细胞癌与正常鳞状上皮相似，角化层明显，可见数量不等的基底细胞和具有细胞间桥的鳞状细胞，核分裂象少，胞核和细胞惰性不明显。低分化的鳞状细胞癌以不成熟的细胞为主，有大量正常或不正常的核分裂，角化不明显（图15-4）。

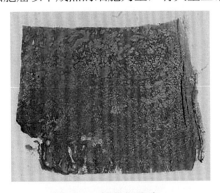 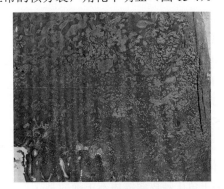

图15-3 鳞状细胞癌1
肿瘤无包膜，呈实性片块状、岛状

图15-4 鳞状细胞癌2
低分化的鳞状细胞癌以不成熟的细胞为主，有大量正常或不正常的核分裂，角化不明显

五、实验报告

绘口腔鳞状细胞癌高倍镜下图片。

六、练习题

（一）A1 型题

1. 以下属于高分化鳞状细胞癌的病理表现的是（　　）

　　A. 细胞"抱团"整体推进生长，肿瘤组织与正常组织界面有密集淋巴细胞浸润　　B. 肿瘤上皮表面呈乳头状增生，过度不全角化　　C. 鳞状上皮分化较好，细胞间桥明显，角化珠多见　　D. 以不成熟的鳞状上皮细胞为主，罕见角化，异常核分裂多见　　E. 细胞异常性明显，可见较多病理性核分裂

2. 以下不属于鳞状细胞癌的病理分型的是（　　）

　　A. 疣状癌　　B. 乳头状鳞状细胞癌　　C. 梭形细胞癌　　D. 印戒细胞癌　　E. 腺鳞癌

3. 乳头状瘤的临床病理类型包括（　　）

　　A. 鳞状细胞乳头瘤和纤维上皮增生　　B. 鳞状细胞乳头瘤和寻常疣　　C. 鳞状细胞乳头瘤、寻常疣、尖锐湿疣、免疫缺陷患者的乳头瘤等　　D. 免疫缺陷患者的乳头瘤和乳头瘤病　　E. 鳞状细胞乳头状瘤和疣状黄瘤

4. 鳞状细胞癌分化特征是（　　）

　　A. 角化珠　　B. 细胞分裂的多少　　C. 细胞的丰富程度　　D. 细胞间桥的存在和角蛋白的产生　　E. 浸润性生长

5. 鳞状细胞癌快速而异常增生的主要形态学表现是（　　）

　　A. 增生程度　　B. 分化高低　　C. 染色质过多，核分裂多及细胞多形性　　D. 浸润性生长　　E. 角化珠

6. 血管性龈瘤的主要病理表现为（　　）

　　A. 富于细胞的肉芽组织纤维化　　B. 血管内皮细胞增生呈实性片状或条索　　C. 细胞间质内多核巨细胞灶性集聚　　D. 浸润性生长　　E. 角化珠

7. 基底细胞癌好发于（　　）

　　A. 面部皮肤　　B. 颊黏膜　　C. 牙龈　　D. 口底黏膜　　E. 舌背

8. 疣状黄瘤中特征性的细胞是（　　）

　　A. 浆细胞　　B. 淋巴细胞　　C. 泡沫细胞　　D. 组织细胞　　E. 瘤巨细胞

9. 口腔黑色素瘤的描述不正确的是（　　）

　　A. 口腔病损不隐蔽　　B. 约 80% 开始于腭部、上颌牙槽或牙龈黏膜　　C. 就诊时约 75% 的伴有淋巴结转移，50% 有远处转移　　D. 95% 以上的病例 S-100 染色阳性　　E. 平均存活时间为 2 年，5 年存活率 20% 左右

10. 不属于疣状癌的特征是（　　）

　　A. 为鳞状细胞癌的变异型　　B. 推进式生长　　C. 结缔组织内炎症反应明显　　D. 高分化角化上皮外生性过度增生　　E. 舌多见

11. 关于角化棘皮瘤描述不正确的是（　　）

　　A. 病变表面呈疣状　　B. 病变细胞异型明显　　C. 病变明显的炎细胞浸润　　D. 病变向下形成角化裂隙　　E. 向深部生长的上皮钉突见角化珠

12. 血管性龈瘤描述不正确的是（　　）

　　A. 病变间质常纤维化　　B. 血管内皮细胞增生　　C. 内分泌改变对此瘤有影响　　D. 常伴有溃疡和出血　　E. 病变质软、呈紫红色包块

13. 纤维性龈瘤描述不正确的是（　　　）

A. 可发生于各年龄组　　　B. 颜色与附近牙龈相同　　　C. 含有多少不等的炎性细胞，以淋巴细胞为主　　　D. 有蒂或无蒂包块，质地坚实　　　E. 由富于细胞的肉芽组织和成熟的胶原纤维束组成

14. 口腔黏膜色素痣描述不正确的是（　　　）

A. 为黑色素细胞的瘤样病变　　　B. 痣细胞可能来源于残留的黑色素细胞　　　C. 口腔黏膜痣以黏膜内痣最多　　　D. 口腔黏膜色素痣的恶性变非常少见　　　E. 口腔黏膜色素痣由圆形或多角形的痣细胞组成

15. 基底细胞癌的描述不正确的是（　　　）

A. 曾称基底细胞上皮瘤　　　B. 基底细胞癌是不常见的肿瘤　　　C. 好发于颌面部皮肤　　　D. 组织上可分为诸多压型　　　E. 几乎不发生转移

（二）A2 型题

1. 患者，女，46 岁。右下唇近口角处唇红外侧缘肿物 3 个月余。专科检查见右下唇近口角处唇红外侧缘见一 2.5cm×1.5cm 隆起肿块，并波及唇红。镜下可见病变表面呈疣状，向下形成角化裂隙或囊样，向深部生长的上皮的钉突见有角化珠。细胞异型不明显，有丝分裂象罕见或无。病理诊断为（　　　）

A. 慢性盘状红斑狼疮　　　B. 鳞状细胞癌　　　C. 疣状黄瘤　　　D. 颗粒细胞瘤　　　E. 角化棘皮瘤

2. 患者，男性，2 月前发现腭部长有一绿豆大小新生物。专科检查：腭部中份黏膜见 0.5cm×0.5cm 大小新生物，表面粗糙、伴乳头状增生、无触痛。镜下观：增生的鳞状上皮呈指状突起，其中心为血管结缔组织支持。上皮表层出现不全角化或正角化。病理诊断为（　　　）

A. 鳞状细胞癌　　　B. 鳞状细胞乳头状瘤　　　C. 疣状黄瘤　　　D. 颗粒细胞瘤　　　E. 角化棘皮瘤

3. 患者，男性，28 岁。右下颌颊侧牙龈肿物 3 年。44、45 颊侧牙龈可见 2.0cm×1.5cm 大小肿物，表面光滑，界线清楚，质地坚实，有蒂。光镜下病变为致密的、纤维化的结缔组织，部分可表现为疏松结缔组织，胶原束呈放射状、环形或不规则排列。病理诊断为（　　　）

A. 纤维性龈瘤　　　B. 外周性纤维瘤　　　C. 化脓性肉芽肿　　　D. 外周性巨细胞肉芽肿　　　E. 角化棘皮瘤

4. 患者，男性，72 岁。左颊溃疡伴疼痛 2 个月余。局部组织活检镜下见异型增生的鳞状上皮呈巢状浸润上皮下结缔组织和肌肉组织，鳞状细胞巢分化好，大量角化珠形成。该病最可能诊断为（　　　）

A. 鳞状细胞癌　　　B. 鳞状细胞乳头状瘤　　　C. 疣状黄瘤　　　D. 颗粒细胞瘤　　　E. 角化棘皮瘤

5. 患者，女性，90 岁。左上颌前牙牙龈肿物 3 个月。镜下观察见鳞状上皮增生，表面过度角化，呈乳头状或疣状，上皮钉突延长，宽而圆钝，推进式向结缔组织生长，鳞状上皮分化良好，核分裂象少见。该疾病病理诊断为（　　　）

A. 角化棘皮瘤　　　B. 疣状增生　　　C. 疣状癌　　　D. 乳头状鳞状细胞癌　　　E. 外生性鳞状细胞癌

（三）X 型题

1. 鳞状细胞乳头状瘤的病理学特征包括（　　　）

A. 上皮表层通常有不全角化或正角化　　　B. 鳞状上皮常增厚，但是表现为正常成熟分化　　　C. 增生的基底细胞可伴有较多核分裂　　　D. 有时在肿瘤棘层可见与乳头状瘤病毒感染有关的凹空细胞　　　E. 结缔组织轴心可有不同程度的感染性改变

2. 以下关于口腔鳞状细胞癌的临床要点描述正确的是（　　　）

A. 口腔鳞状细胞癌是口腔最常见的恶性肿瘤　　　B. 多发生于青壮年　　　C. 好发于舌、牙

龈、颊、唇、口底、腭部等   D. 临床表现变化大，早期可表现为非均质性白斑、红斑、糜烂或溃疡   E. 是具有不同程度鳞状分化的恶性上皮性肿瘤

3. 肿瘤具有如下哪些组织学特点提示可能为恶性黑色素瘤（   ）

　　A. 肿瘤细胞形态多样，但主要为上皮样及梭形细胞   B. 上皮样肿瘤，但瘤细胞黏着力低、松散   C. 上皮性肿瘤，主要位于上皮和结缔组织交界处   D. 肿瘤细胞具有似肉瘤非肉瘤、似癌非癌的结构   E. 肿瘤细胞具有痣细胞巢状结构

4. 口腔鳞状细胞癌的病理学特征包括有（   ）

　　A. 浸润的巢状和条索状肿瘤细胞有不同程度的鳞状分化   B. 侵袭性生长   C. 可分为高分化、中分化、低分化三级   D. 口腔鳞状细胞癌组织学存在异质性   E. 是一种发生于口腔被覆鳞状上皮的恶性上皮性肿瘤

5. 口腔黏膜弥漫性或多灶性色素沉积性疾病主要有哪些（   ）

　　A. 生理性色素沉着   B. 药物相关性色素沉着   C. 系统性疾病相关性色素沉着   D. 口腔炎症性色素沉着   E. 口腔黑棘皮瘤

（四）名词解释

1. 乳头状瘤   2. 口腔癌   3. 疣状癌   4. 牙龈瘤   5. 肿瘤浸润前沿   6. 梭形细胞癌

7. 血管瘤   8. 恶性黑色素瘤   9. 角化棘皮瘤

（五）简答题

1. 鳞状细胞乳头状瘤的鉴别诊断有哪些？

2. 与口腔鳞状细胞癌预后有密切关系的主要病理学特征是什么？

3. 疣状癌的鉴别诊断有哪些？

（六）病例分析题

男，42 岁。2 个月前偶觉右侧舌腹新生物，无疼痛和其他不适。来院就诊，以"右舌乳头状增生性质待查"入院。专科检查：口内见牙无缺失，口腔卫生尚可。右舌腹中份黏膜有一突起新生物，质地韧，约 0.5cm×0.5cm 大小，表面粗糙无触痛。病理活检术后肉眼观察：病变约 0.5cm×0.5cm 大小肿物，表面粗糙，呈疣状增生，白色外观。光镜观察：增生的鳞状上皮呈指状突起，其中心为血管结缔组织支持。上皮表层不全角化。

请分析：

（1）患者最可能的诊断是什么？请指出主要依据。

（2）请分析该疾病组织学的特点。

七、练习题参考答案

（一）A1 型题

1. C   2. D   3. C   4. D   5. C   6. B   7. A   8. C   9. A   10. E   11. B   12. A   13. C   14. A   15. B

（二）A2 型题

1. E   2. B   3. A   4. A   5. C

（三）X 型题

1. ABCDE   2. ACDE   3. ABCDE   4. ABCDE   5. ABCDE

（四）名词解释

1. 乳头状瘤：乳头状瘤是一组局部上皮呈外生性和息肉样增生形成的疣状或菜花状外观的肿物，但不包括纤维上皮增生。组织学上乳头状瘤应与纤维上皮增生、纤维上皮息肉、纤维性龈瘤和与真菌感染或义齿有关的纤维增生相鉴别。这些病变以纤维成分为主，无病毒感染。

2. 口腔癌：是指发生于口腔黏膜的鳞状细胞癌，它是具有不同程度鳞状分化的上皮性侵袭性的肿瘤，有早期广泛淋巴结转移的倾向，口腔癌约占口腔恶性肿瘤的 90%。

3. 疣状癌：为一种非转移性的高分化鳞癌的亚型，以外生性、疣状缓慢生长和边缘推压为特征。长期使用烟草可能是主要的病因学因素。人类乳头瘤病毒亚型 16 和 18 感染占 40%。老年男性多见，75% 发生于口腔，其中以下唇多见。疣状癌由厚的棒状乳头和具有明显角化的分化良好的鳞状上皮呈钝性突入间质内构成。鳞状上皮缺乏一般恶性肿瘤的细胞学改变，核分裂象少见，且仅位于基底层，有时可见上皮内微小脓肿。疣状癌呈推进式侵犯间质，无浸润边缘。密集的淋巴细胞、浆细胞是常见反应。

4. 牙龈瘤：牙龈瘤是指发生于牙龈的局限性反应性增生性病变，可能来源于牙周膜及颌骨牙槽突结缔组织。

5. 肿瘤浸润前沿：肿瘤浸润前沿（ITF）是指位于肿瘤-宿主交界处最前沿的 3～6 层的肿瘤细胞或分散的细胞团，涉及的内容主要有口腔癌的异质性浸润前沿的组织病理分级、分子病理学以及肿瘤细胞和肿瘤间质细胞之间的相互作用等。对肿瘤浸润前沿进行组织学分级，在预测淋巴结转移、局部复发、生存率方面的价值显著高于传统的肿瘤的组织学分级。

6. 梭形细胞癌：是一种双相性肿瘤，由原位或侵袭性的鳞状细胞和恶性的梭形细胞构成。常表现为不同大小的息肉样外观或溃疡。梭形细胞成分常构成肿瘤的大部分，有时只见梭形细胞，可被误认为真性肿瘤。

7. 血管瘤：是一种分化较成熟的血管构成的血管畸形，可发生于身体任何部位，但多见于头颈、四肢等处皮肤和肌内。其特点为多发性，且多无包膜，切除不干净可复发。口腔以唇、舌、颊等处好发。

8. 恶性黑色素瘤：恶性黑色素瘤是一种来源于黑色素细胞或黑色素前体细胞的恶性肿瘤。

9. 角化棘皮瘤：是一种起源于毛囊上皮的良性肿瘤。病变主要发生于日光暴露的有毛发的皮肤，如唇部。病变表面呈疣状，向下形成角化裂隙，向深部生长的上皮的钉突见有角化珠。细胞异型不明显，有丝分裂罕见或无。明显的炎细胞浸润，尤其在邻近基质和肿瘤的深处。

（五）简答题

1. 鳞状细胞乳头状瘤的鉴别诊断有哪些？

【解答】①寻常疣：有宽和扁平的基底，颗粒层明显，广泛地过度角化，棘层常见大量的凹空细胞。②尖锐湿疣：鳞状上皮良性增生伴有轻度角化的乳头状突起，上皮钉突呈球根样，凹空细胞更常见。③局灶性上皮增生：增厚的上皮向上延伸到固有层，上皮钉突变宽，有时呈球棒状，常见凹空细胞和有丝分裂细胞。④乳头状增生：常见于佩戴义齿的患者腭部。黏膜上皮乳头状增生，乳头中心为疏松水肿或致密胶原化的结缔组织，常见较多的慢性炎细胞浸润。

2. 与口腔鳞状细胞癌预后有密切关系的主要病理学特征是什么？

【解答】肿瘤大小与厚度（肿瘤侵袭深度），肿瘤浸润前沿细胞的角化程度、核多形性、侵袭方式等；肿瘤切除边缘状况；是否有颈淋巴结的转移；血管、淋巴管内皮的管腔内是否存在肿瘤细胞的聚集。

3. 疣状癌的鉴别诊断有哪些？

【解答】①鳞状上皮乳头状瘤：可发生过度角化，并具有较厚、棒状的乳头和较宽、无蒂的基底，但不表现向下方的基底细胞增生、推移，也缺乏累及下方固有层的膨胀性生长。②角化棘皮瘤：以含中央角质栓的杯状结构为特征，基底部可表现类似疣状癌的粗钝边缘，但常伴有不规则舌状的假上皮瘤样增生。③疣状增生：表现为高分化角化上皮完全呈外生性生长，较邻近的正常上皮表浅，缺乏向下的、超出邻近鳞状上皮黏膜上皮的钉突增生，可有明显的细胞学异型性。

（六）病例分析题

【解答】

（1）诊断：（舌腹）鳞状细胞乳头状瘤

依据：右舌腹中份黏膜有一突起新生物，质地韧、约 0.5cm×0.5cm 大小、表面粗糙、无触痛。病理活检术后肉眼观察：病变约 0.5cm×0.5cm 大小肿物，表面粗糙，呈疣状增生，白色外观。光镜观察：增生的鳞状上皮呈指状突起，其中心为血管结缔组织支持。上皮表层不全角化或正角化。

（2）该疾病组织学的特点：外生性生长的复层鳞状上皮呈指状突起，其中心为血管结缔组织。上皮表层通常有不全角化或正角化，也可能无角化。鳞状上皮常增厚，但是表现为正常成熟分化。增生的基底细胞可伴有较多核分裂。有时在肿瘤棘层可见与乳头状瘤病毒感染有关的凹空细胞。结缔组织轴心可有不同程度的感染性改变。

实验十六　　口腔软组织和淋巴造血系统肿瘤与瘤样病变

一、实验目的

1. 掌握牙龈瘤的组织病理学分型以及组织学特征。
2. 熟悉血管瘤和静脉畸形的组织学结构特点。
3. 了解牙龈瘤的临床特点。

二、实验内容

1. 观看牙龈瘤、血管瘤和静脉畸形的幻灯片。
2. 观察牙龈瘤、血管瘤和静脉畸形的切片。

三、实验用品

光学显微镜、切片、多媒体系统、数字化切片库、牙龈瘤、血管瘤和静脉畸形的幻灯片。

四、方法和步骤

1. 牙龈瘤、血管瘤以及静脉畸形的幻灯片

（1）牙龈瘤的组织学分类。

（2）各类型牙龈瘤组织学结构。

（3）血管瘤的组织学结构。

（4）静脉畸形的组织学结构。

2. 牙龈瘤（纤维性龈瘤）

（1）肉眼观察：纤维性龈瘤为有蒂或无蒂包块，质地坚韧，颜色与周围牙龈相同，不易出血。

（2）低倍镜观察：肿物内有丰富的炎性肉芽组织和致密纤维组织（图 16-1），组织间有大量炎症细胞浸润（图 16-2）。

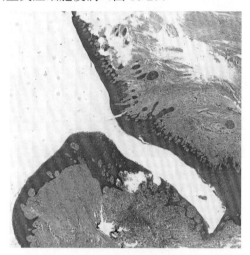

图 16-1　纤维性龈瘤 1
肿物内可见致密纤维组织

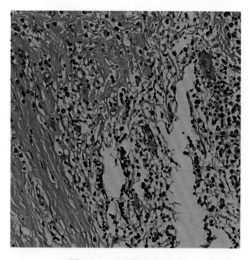

图 16-2　纤维性龈瘤 2
组织间有大量炎症细胞浸润

（3）高倍镜观察：组织由肉芽组织和成熟的、致密胶原纤维构成，大量炎症细胞聚集，炎症细胞以浆细胞为主（图 16-3、图 16-4）。

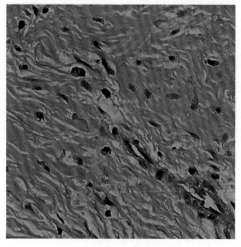

图 16-3　纤维性龈瘤 3
可见粗大、致密成熟的胶原纤维组织

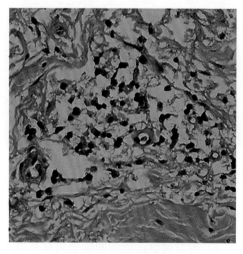

图 16-4　纤维性龈瘤 4
肉芽组织中毛细血管扩张，炎症细胞以浆细胞为主

3. 牙龈瘤（血管性龈瘤）

（1）肉眼观察：血管性龈瘤质软、紫红色包块，常伴有溃疡和出血。

（2）低倍镜观察：血管内皮细胞增生成条索状，炎症细胞浸润（图 16-5、图 16-6）。

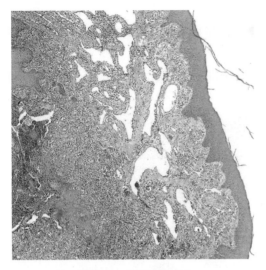

图 16-5 血管性龈瘤 1

血管内皮细胞增生成实性片状或条索状

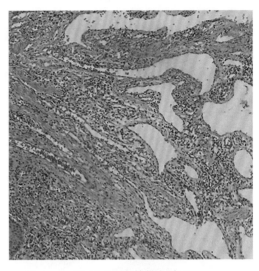

图 16-6 血管性龈瘤 2

组织间有大量炎症细胞浸润

（3）高倍镜观察：间质水肿，可见大量薄壁小血管和炎症细胞浸润（图 16-7、图 16-8）。

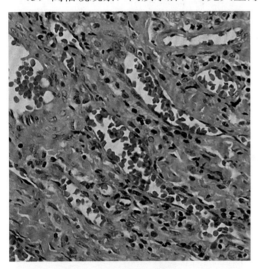

图 16-7 血管性龈瘤 3

炎细胞浸润不等，小血管和薄壁血管增多，可见渗出的红细胞

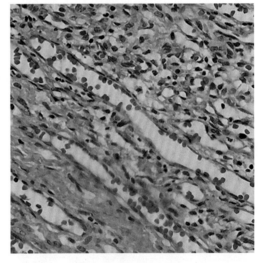

图 16-8 血管性龈瘤 4

血管内皮细胞肿胀，间质水肿

4. 牙龈瘤（巨细胞性龈瘤）

（1）肉眼观察：巨细胞龈瘤为有蒂或无蒂包块，暗红色，可发生溃疡。

（2）低倍镜观察：细胞间质内含有巨细胞，可见出血灶（图 16-9、图 16-10）。

（3）高倍镜观察：可见灶性聚集的多核破骨细胞样细胞，巨细胞数量多，形态大小不一（图 16-11、图 16-12）。

5. 血管瘤

（1）低倍镜观察：组织内小叶由增生的血管内皮细胞组成，其间纤维间隔分隔（图 16-13），小叶内含有小的，数量不等的血管腔隙（图 16-14）。

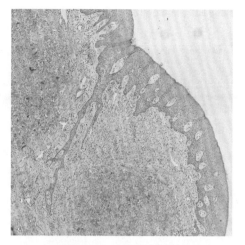

图 16-9　巨细胞性龈瘤 1

可见出血灶及渗出的红细胞

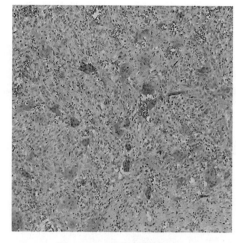

图 16-10　巨细胞性龈瘤 2

细胞间质内含有巨细胞

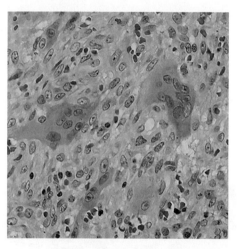

图 16-11　巨细胞性龈瘤 3

巨细胞数量多，形态大小不一

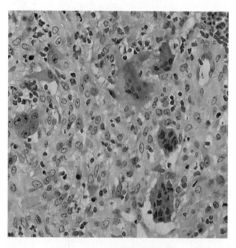

图 16-12　巨细胞性龈瘤 4

多核破骨细胞样细胞灶性聚集

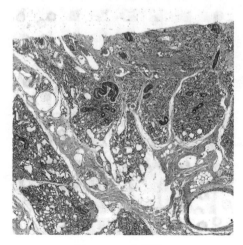

图 16-13　血管瘤 1

纤维间隔分隔，呈分叶状

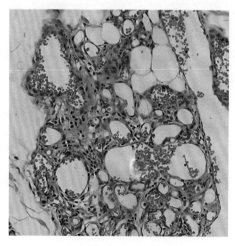

图 16-14　血管瘤 2

小叶内有小的、数量不等的血管腔隙

（2）高倍镜观察：间质有炎症细胞浸润，扩张的血管内皮细胞呈多边形或短梭形，细胞界线不清（图16-15、图16-16）。

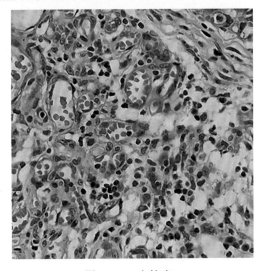
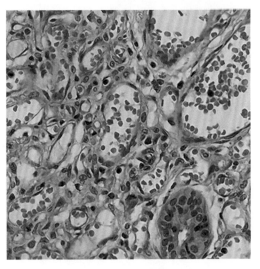

图 16-15 血管瘤 3

间质可见炎症细胞浸润

图 16-16 血管瘤 4

血管内皮细胞呈多边形或短梭形，细胞界线不清

6. 静脉畸形

（1）低倍镜观察：病变多量薄壁血管组成，血管腔大小悬殊，不规则，腔内充满血液，管腔周围为结缔组织间隔（图16-17）。

（2）高倍镜观察：管壁薄，管腔内衬单层扁平的内皮细胞，腔内见大量红细胞（图16-18）。

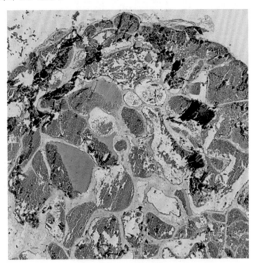
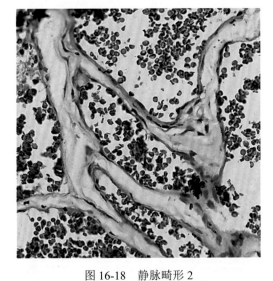

图 16-17 静脉畸形 1

多量薄壁血管，血管腔大小悬殊，不规则，管腔周围见结缔组织间隔，管腔内充满血液

图 16-18 静脉畸形 2

管壁薄，管腔内衬单层扁平的内皮细胞，管腔内充满大量红细胞

五、实验报告

绘纤维性龈瘤高倍镜图。

六、练习题

（一）A1 型题

1. 关于妊娠性龈瘤，以下哪项是错误的（   ）

A. 属于血管性龈瘤的一型   B. 多发生于分娩之后   C. 病变血管丰富   D. 类似血管瘤   E. 纤维性间质可发生水肿或黏液变

2. 牙龈瘤复发的主要因素是（   ）

A. 局部菌斑去除不全或手术切除不完全   B. 局部牙龈组织增生   C. 牙周组织破坏   D. 术后未使用抗生素   E. 手术操作不规范

3. 关于牙龈瘤的特点不正确的是（   ）

A. 常发生在牙间组织   B. 女性较男性多见   C. 病变部位多在前牙区   D. 术后容易复发   E. 上颌较下颌发病率高

4. 关于妊娠性龈瘤临床表现是（   ）

A. 质地软，紫色包块，伴有溃疡和出血   B. 质地软，鲜红色包块，通常不出血   C. 质地坚实，与周围牙龈组织颜色相近   D. 质地坚实，暗红色改变   E. 质地柔软，与周围牙龈颜色相近，有溃疡

5. 关于牙龈瘤的起因下列描述正确的是（   ）

A. 激素代谢紊乱   B. 刷牙次数过多   C. 自发性病变，无明确原因   D. 机械刺激以及慢性炎症刺激   E. 家族遗传性

6. 牙龈瘤来源于（   ）

A. 牙周膜   B. 牙槽骨   C. 龈沟上皮   D. 骨皮质   E. 牙周膜以及颌骨牙槽突的结缔组织

7. 牙龈瘤的病变性质是（   ）

A. 自身免疫病   B. 发育畸形   C. 恶性肿瘤   D. 局部慢性炎症性增生   E. 良性肿瘤

8. 纤维性龈瘤可发生在任何年龄，但是以（   ）岁多见

A. 10～40   B. 20～30   C. 40～50   D. 15～25   E. 40～60

9. 牙龈瘤多发生在（   ）

A. 前牙区   B. 磨牙区   C. 前磨牙区   D. 尖牙区   E. 磨牙后区

10. 巨细胞龈瘤的典型特点是（   ）

A. 血管内皮细胞增生   B. 小血管和薄壁血管增多   C. 富于血管和细胞间质内含有灶性聚集的多核破骨细胞样细胞   D. 大量成熟的纤维组织   E. 肉芽组织丰富

11. 血管性龈瘤的镜下特点是（   ）

A. 肉芽组织丰富   B. 血管内皮细胞增生成条索状或片状，小血管和薄壁血管增多   C. 大量成熟的纤维组织   D. 富于血管和细胞间质内含有灶性聚集的多核破骨细胞样细胞   E. 溃疡下区炎症细胞浸润少

12. 巨细胞龈瘤发病年龄主要在（   ）岁

A. 20～30   B. 15～30   C. 30～40   D. 40～50   E. 50～60

13. 血管瘤好发于（   ）

A. 口腔颌面部多见   B. 上肢   C. 下肢   D. 胸部   E. 背部

14. 以下关于婴儿血管瘤描述不正确的是（   ）

A. 婴儿最常见的肿瘤   B. 男性比女性多见   C. 头颈部最常见   D. 多数是单

发的　　E. 质地硬，施压后局部不褪色

15. 分叶状毛细血管瘤特点不正确的是（　　　）

A. 牙龈、口、唇、面部多见　　　B. 息肉状、有蒂、表面溃疡　　　C. 男性发病低于女性　　　D. 增生性疾病　　　E. 肉眼观毛细血管和小静脉呈放射状排列在皮肤表面

（二）A2 型题

1. 患者，女，妊娠 2 个月，上前牙区牙龈表面有一红紫色包块，质软，有时出血。镜下可见血管内皮细胞增生成实性片块或条索，间质水肿，有炎细胞浸润。病理诊断为（　　　）

A. 纤维性龈瘤　　B. 巨细胞性龈瘤　　　C. 血管性龈瘤　　D. 先天性牙龈瘤　　　E. 血管瘤

2. 患者，女，31 岁，牙龈肿物 3 个月，镜下见病变由大量肉芽组织及成纤维细胞组成，有多数炎症细胞浸润，以浆细胞为主。病理上最符合（　　　）

A. 纤维性龈瘤　　B. 血管性龈瘤　　　C. 妊娠性龈瘤　　　D. 肉芽肿性龈瘤　　　E. 巨细胞性龈瘤

3. 患者，女，24 岁，颊黏膜处有一蓝紫色的包块，质软，可被压缩。镜下可见瘤组织由衬有内皮细胞的血窦组成，其间可见菲薄的结缔组织间隔。病理诊断为（　　　）

A. 蔓状血管瘤　　B. 毛细血管瘤　　　C. 肉芽组织性血管瘤　　　D. 海绵状血管瘤　　　E. 血管性龈瘤

4. 患者，女，26 岁，发现牙龈肿物 1 月余，镜下见组织内富于血管和细胞间质内含有灶性聚集的多核破骨细胞样细胞，该病最可能诊断为（　　　）

A. 纤维性龈瘤　　B. 血管性龈瘤　　　C. 妊娠性龈瘤　　　D. 肉芽肿性龈瘤　　　E. 巨细胞性龈瘤

5. 患者，女，1 岁，发现额部包块渐大 1 月余。查体：左额部可见 1cm×0.5cm 大小亮红色斑块，突起于皮肤，质地偏硬，施压不褪色。病理检查显示：血管内皮细胞增生，形成无包膜的团块状小叶，该病可能是（　　　）

A. 婴儿血管瘤　　B. 毛细血管瘤　　　C. 肉芽组织性血管瘤　　　D. 海绵状血管瘤　　　E. 血管性龈瘤

（三）X 型题

1. 牙龈瘤病理分型可以分为（　　　）

A. 纤维性龈瘤　　B. 巨细胞性龈瘤　　　C. 血管性龈瘤　　　D. 增生性龈瘤　　　E. 出血性龈瘤

2. 以下关于纤维性龈瘤正确的是（　　　）

A. 有蒂或者无蒂包块，质地坚实与周围颜色相近　　　B. 10～40 岁多见　　　C. 镜下见大量成熟的胶原纤维　　　D. 浆细胞浸润为主　　　E. 可见无定型的钙盐沉积

3. 血管性龈瘤的组织学特点是（　　　）

A. 血管内皮细胞增生呈条索状　　　B. 小血管和大的薄壁血管增多　　　C. 间质水肿　　　D. 炎症细胞浸润不等　　　E. 大量的成熟纤维组织

4. 以下关于巨细胞型龈瘤的描述正确的是（　　　）

A. 30～40 岁多见　　　B. 前牙区多见，上颌较下颌多　　　C. 包块呈暗红色，可发生溃疡　　　D. 镜下见多核破骨细胞样细胞　　　E. 巨细胞形态不一，数量多，灶性聚集

5. 牙龈瘤的描述正确的是（　　　）

A. 牙龈局限肿大，发生于牙间组织　　　B. 创伤和慢性刺激是主要病因　　　C. 女性较男性多见　　　D. 多发生在后牙区，前牙区少见　　　E. 组织学特点与复发明显相关

（四）名词解释

1.纤维性龈瘤　　2.血管性龈瘤　　3.巨细胞性龈瘤　　4.婴儿血管瘤　　5.分叶状毛细血管瘤

（五）简答题

1.简述牙龈瘤的分类及临床特点。

2.比较纤维性龈瘤、血管性龈瘤、巨细胞性龈瘤镜下特征。

3.简述血管瘤的分类以及组织学特点。

（六）病例分析题

患者，女，24岁，以"全口牙龈肿胀伴出血2月余"就诊。现病史：妊娠3个月时自觉牙齿疼痛，半个月后出现牙龈肿胀，当时除盐水含漱外，未行特殊处理。近来症状明显加重，于当地妇幼保健院行"洗牙"处理后，自觉牙龈出血症状加重，遂来就诊。

专科检查：患者张口受限，全口卫生状况较差，软垢、菌斑（++），可探及少量龈上、龈下牙石；全口牙间乳头不同程度增生，覆盖部分甚至整个牙面，增生的龈乳头呈紫红色，且相互靠近；松软且光亮，探之极易出血，表面可见咬痕，全口牙齿普遍松动Ⅱ度，后牙区可探及轻度附着丧失。

请分析：

（1）患者最可能的诊断是什么，请指出主要依据。

（2）简述该疾病组织学的特点。

七、练习题参考答案

（一）A1 型题

1.B　2.A　3.E　4.A　5.D　6.E　7.D　8.A　9.A　10.C　11.B　12.C　13.A　14.B　15.C

（二）A2 型题

1.C　2.A　3.D　4.E　5.A

（三）X 型题

1.ABC　2.ABCDE　3.ABCD　4.ABCDE　5.ABC

（四）名词解释

1.纤维性龈瘤：牙龈瘤的一种，质地坚实，颜色与周围牙龈相近，镜下主要为肉芽组织和成熟的胶原纤维，炎症细胞以浆细胞浸润为主。

2.血管性龈瘤：可以是化脓性肉芽肿或者妊娠性牙龈瘤，质软，紫红色包块，镜下特点为血管内皮细胞增生成条索状或片状，小血管和薄壁血管增多。

3.巨细胞性龈瘤：又称外周性巨细胞肉芽肿，多位于牙龈或牙槽黏膜，呈暗红色，可有溃疡，镜下可见富于血管和细胞间质内含有灶性聚集的多核破骨细胞样细胞。

4.婴儿血管瘤：婴儿最常见的肿瘤，多发生在头颈部，表现为皮肤的浅色斑块。镜下可见增生期血管瘤内增生的血管内皮细胞，形成无包膜的团块状小叶结构。

5.分叶状毛细血管瘤：又称化脓性肉芽肿，为获得性血管瘤，表现为毛细血管和小静脉呈放射状排列在皮肤表面，镜下由增生的内皮细胞构成小叶组成，小叶内含有大小不等的血管腔隙。

（五）简答题

1. 简述牙龈瘤的分类及临床特点。

【解答】分类：纤维性龈瘤、血管性龈瘤、巨细胞性龈瘤。纤维性龈瘤：质地坚实，与周围牙龈颜色相近，多发生于 10～40 岁；血管性龈瘤：质地软，紫色包块，伴有溃疡和出血；巨细胞龈瘤：30～40 岁多见，前牙区多见，上颌较下颌多，位于牙龈和牙槽，女性多于男性，包块有蒂或者无蒂，呈暗红色，可发生溃疡。

2. 比较纤维性龈瘤、血管性龈瘤、巨细胞性龈瘤镜下特征。

【解答】纤维性龈瘤：肉芽组织和成熟的胶原纤维，炎症细胞以浆细胞浸润为主。血管性龈瘤：血管内皮细胞增生成条索状或片状，小血管和薄壁血管增多。巨细胞龈瘤：富于血管和细胞间质内含有灶性聚集的多核破骨细胞样细胞。

3. 简述血管瘤的分类以及组织学特点。

【解答】分类：婴儿血管瘤和分叶状毛细血管瘤。婴儿血管瘤：增生期血管瘤内增生的血管内皮细胞，形成无包膜的团块状小叶结构，退化期血管数量明显增加，毛细血管排列紧密结缔组织间质少。分叶状毛细血管瘤：由增生的内皮细胞构成小叶组成，小叶内含有大小不等的血管腔隙，内皮细胞呈多边形或者短梭形，细胞界线不清，细胞核深染，可见分裂象。

（六）病例分析题

【解答】

（1）妊娠性龈瘤（或血管性牙龈瘤），诊断依据：妊娠期全口牙龈肿胀，全口牙间乳头不同程度增生，覆盖部分甚至整个牙面，增生的龈乳头呈紫红色，且相互靠近；松软且光亮，探之极易出血。

（2）镜下特点：血管内皮细胞增生成条索状或片状，小血管和薄壁血管增多，间质水肿，炎症细胞浸润。

参考文献

高岩, 孙宏晨, 李江. 2021. 口腔组织病理学. 8 版. 北京: 人民卫生出版社.

何建芳, 韩安家, 吴秋良. 2018. 实用免疫组化病理诊断. 北京: 科学出版社.

李和, 周莉, 周德山, 等. 2014. 组织化学与细胞化学技术. 2 版. 北京: 人民卫生出版社.

附　录

附录 I　组织学染色方法

第一节　苏木精-伊红染色

苏木精（hematoxylin）和伊红（eosin）简称 HE，苏木精和伊红两种染料联合染色称 HE 染色。苏木精为碱性染料，主要使细胞核染成蓝色，伊红为酸性染料，主要使细胞质、胶原纤维、肌纤维和红细胞等染成深浅不同的红色。HE 染色是病理学与组织学最常用、最基本的染色方法。

一、试剂

1. 苏木精染色液

染色原理：苏木精没有染色能力，但经氧化变成酸性染料苏木红后为一种很好的细胞核染料，苏木红与二价或三价的金属盐或氢氧化物结合形成带正电荷的蓝色色精，与细胞中带负电荷的脱氧核糖核酸结合完成细胞核染色。

配制：苏木精 2.5g，钾明矾（硫酸铝钾）50g，红色氧化汞 1.25g，无水乙醇 50ml，蒸馏水 500ml。

A 液：用一烧杯装入 50ml 无水乙醇，加入 2.5g 苏木精至完全溶解。

B 液：用一烧杯装入 500ml 蒸馏水，加热溶解 50g 钾明矾，待完全溶解后，停止加热。将 A 液缓慢倒入已溶解的钾明矾溶液中，加热煮沸 5 分钟。待稍冷却后，缓慢加入红色氧化汞 1.25g 搅拌，继续加热 5 分钟至染液变为紫红色。冷却后过滤，加入冰醋酸 3ml 即可使用。

2. 伊红染色液

染色原理：伊红是一种酸性细胞质性染料，而细胞质的染色与 pH 有着密切的关系，它们均带负电荷。在染液中加入适量冰醋酸使细胞质带正电荷（阳离子），就可以被带负电荷（阴离子）的染料染色。伊红是一种化学合成的酸性染料，在水中分解成带负电荷的阴离子与蛋白质的氨基正电荷（阳离子）结合而成使细胞质、红细胞、肌肉组织、嗜伊红颗粒和结缔组织等被染成不同程度红色或粉红色，与蓝色的细胞核形成鲜明的对比，因此伊红是染细胞质的最佳染料。

配制：伊红 Y0.5g，95% 乙醇 500ml，冰醋酸 5 滴。

将 0.5g 伊红 Y 溶于 95% 乙醇 250ml 中，用玻璃棒搅拌充分溶解后再加入 250ml 的 95% 乙醇，最后加入冰醋酸 5 滴至溶液呈半透明状。

3. 分化液

分化目的：苏木精染色水洗后必须进行分化处理。酸能破坏苏木精的醌型结构，分化就是用某些试剂（1% 的盐酸乙醇液），促使色素与组织解离，将细胞核中结合过多的染料、细胞质中吸附的染料及不需要着色的部位去除掉，以利于伊红的染色。

配制：75% 乙醇 99ml 加入浓盐酸 1ml。

4. 返蓝液

返蓝目的：苏木精染色后经 1% 盐酸乙醇液分化切片是在酸性环境中，这时颜色是红褐色。切片进入弱碱性自来水冲洗或用返蓝液在碱性环境中就会由红褐色变成蓝色。这是因为染料苏木红加铝，形成的蓝色色精在酸性环境中处于离子状态，此时为红色。在碱性环境中处于结合状态，呈蓝色。

配制：蒸馏水 99ml 加入氨水 1ml。

二、染色步骤

1. 切片入二甲苯脱蜡 12 分钟，共 2 次。

2. 无水乙醇 2 分钟。

3. 95% 乙醇 2 分钟。

4. 85% 乙醇 2 分钟。

5. 75% 乙醇 2 分钟。

6. 自来水冲洗。

7. 苏木精染液 10 分钟。

8. 自来水冲洗。

9. 1% 盐酸乙醇分化数秒（镜下控制）。

10. 自来水冲洗。

11. 1% 氨水返蓝 30 秒。

12. 自来水流水洗 1 分钟，镜下控制细胞核分化程度。

13. 伊红染液 5 分钟。

14. 自来水冲洗。

15. 75% 乙醇脱水 1 分钟。

16. 85% 乙醇脱水 1 分钟。

17. 95% 乙醇脱水 2 次，每次 1 分钟。

18. 无水乙醇脱水 2 次，每次 2 分钟。

19. 二甲苯透明 2 次，每次 2 分钟。

20. 中性树胶 1～2 滴，加盖玻片封片。

三、染色注意事项

1. 脱蜡要彻底，时间宁长勿短。脱蜡彻底的切片呈透明状，若有白色呈云雾状说明脱蜡不干净。

脱蜡是否彻底与二甲苯脱蜡使用的时间、环境温度、切片温度及脱蜡片数密切相关。

2. 二甲苯的容器要密闭，严禁液体外溢，减少二甲苯对人体危害，染色过程需在通风橱中进行。也可以使用一些二甲苯替代品如松节油代替二甲苯脱蜡和透明，可避免二甲苯毒性，但其脱蜡和透明效果比二甲苯差，需延长脱蜡和透明时间。

3. 染色时间应根据组织不同、组织新旧、环境温度、固定液不同、固定时间、染色液新旧、切片厚薄及染片数量共同决定。淋巴结等细胞核密集的组织应缩短染色时间，而肌肉等细胞质占比例较大的组织则需延长染色时间。新鲜的组织易着色，陈旧的组织则较难着色。

4. 染色后不宜在水中停留时间过长，防止染色质变蓝后不易分化；伊红染色后水洗时间要短，否则易脱色。整个过程要在显微镜下观察控制染色效果。

5. 染色成败的关键在于盐酸乙醇分化及返蓝，一定要在镜下控制，严格掌握时间，进行分化时，肉眼观察组织切片由原来的深蓝色变为红色至粉红色时即恰到好处，再冲水返蓝。

6. 切片脱水时在低浓度乙醇中的时间不宜过长，因其对伊红有分色及退色作用。在无水乙醇中脱水时间应稍长，保证最后一步乙醇要纯，防止将水分带入二甲苯。二甲苯后两步宜慢，以利于无水乙醇彻底脱净，封片后若切片呈云雾状，说明最后一步二甲苯不纯。

四、染色结果

细胞质呈红色，细胞核呈蓝色（附录图 1-1）。

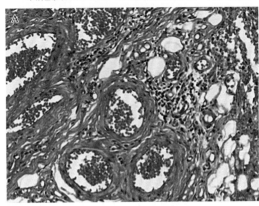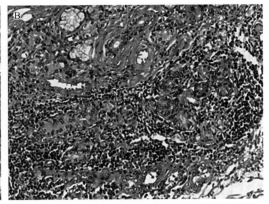

附录图 1-1　石蜡切片 HE 染色（HE，×200）

第二节　特殊染色

特殊染色（special stain）是借助化学反应检测组织与细胞内特定化学成分的形态学方法，显示并定位、定性组织细胞内的化学成分、特殊结构或特殊物质等，对不同类型的物质需要选用相应的染色方法。它有一定特异性，并且其染色时间短、操作简单，可为某些疾病病理诊断提供支持。

一、黏液染色

过碘酸希夫（periodic acid Schiff，PAS）染色用于中性黏液或某些酸性黏液物质的鉴别。黏液卡红染色和阿尔辛蓝（alcian blue）染色，主要用于酸性黏液物质的鉴别。

（一）过碘酸希夫染色法

希夫液从冰箱取出后，恢复到室温后再进行染色。整个染色过程需避光操作。

1. 试剂

（1）过碘酸氧化液：过碘酸 0.5g，蒸馏水 100ml，溶解后于 4℃冰箱避光保存。

（2）希夫液：碱性品红 1g，1mol/L 盐酸 20ml，偏重亚硫酸钠 2g，蒸馏水 200ml。

先将 200ml 蒸馏水煮沸，改为小火。加入 1g 碱性品红，再煮沸 1 分钟。待冷却到 50℃时，加入 1mol/L 盐酸 20ml；再待冷却到 35℃时，加入 2g 偏重亚硫酸钠。室温放置 5 小时后溶液变为无色液体，装入棕色瓶中，封口避光保存于 4℃冰箱内。

2. 染色步骤

（1）石蜡切片，脱蜡至水，蒸馏水洗。

（2）将对照的 B 片置于 37℃的 1% 淀粉酶液中消化 1 小时；A 片不处理。

（3）过碘酸氧化液 10 分钟。

（4）蒸馏水洗 3 次，每次 1 分钟。

（5）希夫液 30 分钟。

（6）自来水流水冲洗 3 分钟。

（7）苏木精染液 3 分钟，水洗。

（8）无水乙醇脱水，二甲苯透明，中性树胶封固。

3. 染色结果　中性黏液物质及某些酸性黏液物质呈红色，细胞核呈蓝色。经 1% 淀粉酶消化后，黏液 PAS 染色阳性不消失（附录图1-2）。

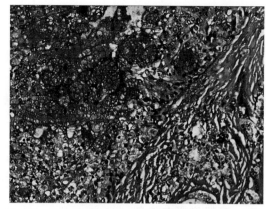

附录图 1-2　黏液表皮样癌过碘酸希夫（PAS）染色
黏液细胞呈红色（×200）

（二）阿尔辛蓝-过碘酸希夫（alcian blue and periodic acid-Schiff，AB-PAS）染色法

1. 试剂

（1）阿尔辛蓝醋酸液：阿尔辛蓝 8GX 1g，蒸馏水 97ml，冰醋酸 3ml。

（2）希夫试剂见 PAS 染色法。

2. 染色步骤

（1）切片脱蜡至蒸馏水。

（2）3% 醋酸液 3 分钟。

（3）阿尔辛蓝醋酸液染 10～30 分钟，蒸馏水充分洗。

（4）过碘酸氧化液 10 分钟。

（5）蒸馏水洗 3 次，每次 1 分钟。

（6）希夫液 30 分钟。

（7）自来水流水冲洗 3 分钟。

（8）苏木精染液 3 分钟，水洗。

（9）无水乙醇脱水，二甲苯透明，中性树胶封固。

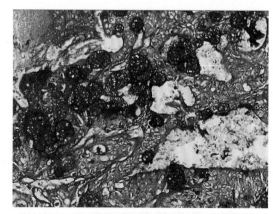

附录图 1-3　黏液表皮样癌阿尔辛蓝-过碘酸希夫（AB-PAS）染色
黏液细胞呈蓝色（×200）

3. 染色结果　酸性黏液物质呈蓝色，中性黏液物质呈红色，中性和酸性黏液混合物呈紫红色，核浅蓝色（附录图1-3）。

（三）黏液卡红染色法

1. 试剂　胭脂红 1g，氢氧化铝 1g，氯化铝 0.5g，50% 乙醇 100ml。

将胭脂红 1g 和氢氧化铝 1g 倒入 250ml 的三角瓶中，加入 50% 乙醇 100ml，混匀后再加入氯化铝 0.5g。水浴加温逐级煮沸并搅拌，充分溶解（当心染液外溅）。数分钟后，染液由红色变为透明深紫红色（储存液）。冷却后倒入量筒，再补充 50% 乙醇至 100ml。过滤后放入冰箱备用。使用时储存液与蒸馏水按 1∶4 比例稀释。

2. 染色步骤

（1）石蜡切片，脱蜡至水。

（2）苏木精染液 4 分钟，水洗。

（3）1% 盐酸乙醇分化 2 秒，水洗。

（4）1% 氨水返蓝 3 秒，水洗。

（5）黏液卡红染液 20 分钟，水洗。

（6）无水乙醇脱水，二甲苯透明，中性树胶封固。

3. 染色结果　酸性黏液呈红色，细胞核呈蓝色。

二、淀粉样蛋白染色

淀粉样蛋白的特殊染色包括甲基紫染色法和甲醇刚果红染色法，这里主要介绍甲醇刚果红染色法。甲醇刚果红染色可将淀粉样物质染成砖红色。甲醇刚果红染色中需用碱性乙醇分化，分化时在显微镜观察下调控染色效果。

1. 试剂

（1）甲醇刚果红液：刚果红 0.5g，甲醇 80ml，甘油 20ml，室温下混匀。

（2）碱性乙醇分化液：氢氧化钾 0.2g，80% 乙醇 100ml，室温下混匀，现用现配。

2. 染色步骤

（1）石蜡切片，脱蜡至水。

（2）甲醇刚果红液 10 分钟。

（3）碱性乙醇分化 2 秒。

（4）蒸馏水 1 分钟。

（5）苏木精染液 3 分钟，水洗。

（6）无水乙醇脱水，二甲苯透明，中性树胶封固。

3. 染色结果　淀粉样物质染成砖红色，细胞核呈蓝色（附录图 1-4）。

三、脂类染色

脂肪和类脂（磷脂、糖脂和固醇脂等）统称为脂类。病理诊断中，脂类染色法常用以鉴别脂肪变性、脂肪栓子以及脂类来源的肿瘤。脂类染色的组织需采取冷冻切片，染色方法包括油红 O、苏丹Ⅲ和苏丹Ⅳ染色法等。

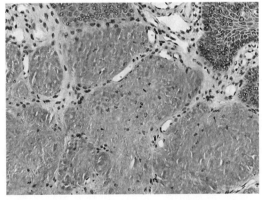

附录图 1-4　舌淀粉样变刚果红染色

淀粉样物质呈砖红色，细胞核呈蓝色（×200）

（一）油红 O 染色法

1. 试剂　油红 O（oil red O）干粉 0.5g，无水乙醇 100ml。

将 0.5g 油红 O 溶于 100ml 无水乙醇中，搅拌至完全溶解。装入小口磨塞瓶备用，使用前过滤两遍。

2. 染色步骤

（1）冷冻切片后，自然干燥 2～5 分钟。

（2）50% 乙醇稍洗。

（3）浸入油红 O 乙醇溶液 20 分钟。

（4）50% 乙醇洗去多余染液。

（5）蒸馏水稍洗。

（6）苏木精复染 3 分钟。

（7）蒸馏水稍洗。

（8）甘油明胶封固。

3. 染色结果　中性脂肪、脂肪酸和胆固醇酯染成深红色。磷脂和脑苷脂染成粉红色。细胞核染成蓝色。

（二）苏丹Ⅳ染色法

1. 试剂　苏丹Ⅳ 0.5g，70% 乙醇 50ml，丙酮 50ml。

取一只洁净的 100ml 小口砂塞瓶，先倒入 70% 乙醇 50ml 和 50ml 丙酮混合，再加入 0.5g 苏丹Ⅳ，不时摇动，使尽量溶解至饱和。1～2 天后过滤，密封保存于小口砂塞瓶内，用时吸其上清液。

2. 染色步骤

（1）冷冻切片，自然干燥 2～5 分钟。

（2）70% 乙醇稍洗。

（3）浸入苏丹Ⅳ染液 5 分钟。

（4）70% 乙醇洗去多余染液。

（5）蒸馏水稍洗。

（6）苏木精复染 2 分钟。

（7）蒸馏水洗。

（8）甘油明胶封固。

3. 染色结果　中性脂肪呈猩红色，细胞核呈蓝色。

四、胶原纤维染色

胶原纤维染色在显示器官损伤、修复和纤维化程度等方面具有重要作用。胶原纤维的特殊染色包括 Van Gieson（VG）和 Masson 三色法等。

（一）Van Gieson（VG）染色法

1. 试剂　1% 酸性品红 1ml，苦味酸饱和水溶液 9ml。

将 1g 酸性品红溶于 100ml 蒸馏水中，配制 1% 酸性品红。取 1ml 酸性品红与 9ml 苦味酸饱和水溶液混合，配制 Van Gieson（VG）苦味酸-酸性品红染液。

2. 染色步骤

（1）石蜡切片，脱蜡至水。

（2）苏木精染液 4 分钟。

（3）自来水洗 2 分钟。

（4）Van Gieson 苦味酸-酸性品红染液 1 分钟。

（5）95% 乙醇 2 秒。

（6）无水乙醇脱水、二甲苯透明，中性树胶封固。

3. 染色结果　胶原纤维呈红色，肌纤维、红细胞呈黄色。

（二）Masson 三色法

1. 试剂

（1）天青石蓝液：天青石蓝 B 0.5g，硫酸铁铵 5g，蒸馏水 100ml，甘油 14ml，麝香草酚 50mg。

取一只三角烧瓶盛蒸馏水，加入硫酸铁铵，用玻璃棒搅动使其完全溶解。加入天青石蓝 B，继续用玻璃棒搅匀，以文火煮沸 2～3 分钟，在煮沸时用玻璃棒不停轻轻搅动。待冷却后过滤加入甘油和麝香草酚，置 4℃冰箱保存。

（2）丽春红酸性品红液：丽春红 2R 0.7g，酸性品红 0.3g，蒸馏水 99ml，冰醋酸 1ml。

（3）2% 的苯胺蓝液：苯胺蓝 2g，蒸馏水 98ml，冰醋酸 2ml。

2. 染色步骤

（1）石蜡切片，脱蜡至水。

（2）切片置入 Bouin 氏液，于室温作用一晚或置入 37℃的温箱内 2 小时进行媒染，然后流水冲洗至切片上的黄色消失。

（3）天青石蓝液滴染 2～3 分钟。

（4）稍水洗。

（5）苏木精液滴染 2～3 分钟。

（6）稍水洗。

（7）1% 的盐酸乙醇分化。

（8）流水冲洗 10 分钟。

（9）丽春红酸性品红液滴染 10 分钟。

（10）蒸馏水稍冲洗。

（11）1% 的磷钼酸处理约 10 分钟。

（12）倾去上液，切片不用水洗，直接滴入 2% 的苯胺蓝液染 5 分钟。

（13）1% 的冰醋酸水溶液处理 2 分钟。

（14）95% 的乙醇快速脱水，无水乙醇 30 秒。

（15）二甲苯透明，中性树胶封固。

3. 染色结果　胶原纤维呈蓝色，肌纤维和红细胞呈红色，细胞核呈蓝褐色（附录图 1-5）。

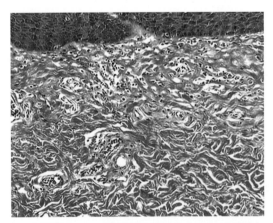

附录图 1-5　口腔黏膜下纤维化 Masson 染色
胶原纤维呈蓝色，红细胞呈红色（×200）

五、网状纤维染色

网状纤维染色主要用来显示病变组织网状支架破坏情况，对判断病变性质和程度具有重要意义。在肿瘤病理诊断中，网状纤维染色对鉴别来源于上皮组织和间叶组织的恶性肿瘤具有重要价值。网状纤维染色法有氢氧化银氨液浸染法Ⅰ和氢氧化银氨液浸染法Ⅱ。这里主要介绍氢氧化银氨液浸染法Ⅱ。

1. 试剂

（1）Gomori 银氨液：用小量杯盛 10% 的硝酸银 3ml，加入 10% 的氢氧化钾 1ml，即发生棕黑色颗粒沉淀，观察此浴液的总量并记下，加入约 10 倍以上的蒸馏水洗涤沉淀物，然后倾去上层清液，加入蒸馏水，反复洗涤 3 次，最后加蒸馏水凑足原来记下的总量。接着逐滴滴入氢氧化铵，并轻轻不断摇荡直至沉淀物完全溶解。再次加入 10% 的硝酸银数滴至溶液稍变混浊，再小心加入氢氧化铵一至数滴，使溶液恰又变清。最后按原总量加蒸馏水 10 倍稀释，用棕色滴瓶盛装，置于 4℃ 冰箱内保存，使用前取出恢复到室温。

（2）10% 中性甲醛液：40% 甲醛 10ml，蒸馏水 90ml。碳酸钙加至饱和，使用时取其上清液。

2. 染色步骤

（1）石蜡切片，脱蜡至水，蒸馏水洗。

（2）把切片平置在染色架上，滴入 0.25% 的高锰酸钾，氧化 5 分钟。

（3）稍水洗。

（4）2% 的草酸漂白 1～2 分钟。

（5）流水冲洗 2 分钟，再用蒸馏水稍洗。

（6）2% 的硫酸铁铵媒染 5 分钟。

（7）稍水洗，再用蒸馏水洗一次。

（8）滴入 Gomori 银氨液作用 3 分钟。

（9）蒸馏水稍洗。

（10）10% 的中性甲醛液还原 1 分钟。

（11）流水冲水 10 分钟。

（12）常规脱水透明，中性树胶封固。

3. 染色结果　网状纤维呈黑色，胞核呈褐色至褐黑色（附录图 1-6）。

六、横纹肌纤维染色

横纹肌纤维染色主要用于观察横纹肌的基本病理变化，以及对横纹肌肉瘤与许多未分化的间叶性肿瘤的鉴别诊断，多采用磷钨酸苏木精染色法。

1. 试剂

（1）磷钨酸苏木精染液：苏木精 0.1g，磷钨酸 2g，黄色氧化汞 0.1g，蒸馏水 100ml。

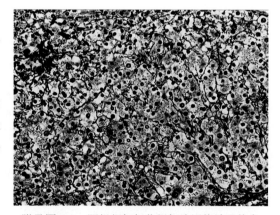

附录图 1-6　肝组织氢氧化银氨液浸染法 II 染色
肝组织网状纤维呈黑色，细胞核呈褐色（×200）

1）A 液：将 0.1g 苏木精溶于 30ml 蒸馏水中，加热溶解。

2）B 液：将 2g 磷钨酸溶于 70ml 蒸馏水中。

将 A 液倒入 B 液中，加热煮沸后离开火。加入 0.1g 黄色氧化汞，摇匀后煮沸 5 分钟，冷却待用。

（2）0.25% 高锰酸钾水溶液：高锰酸钾 0.25g，蒸馏水 100ml。

（3）2% 草酸水溶液：草酸 2g，蒸馏水 100ml。

（4）4% 铁明矾水溶液：铁明矾 4g，蒸馏水 100ml。

2. 染色步骤

（1）石蜡切片，脱蜡至水。

（2）4% 铁明矾水溶液 15 分钟。

（3）自来水洗 10 秒。

（4）0.25% 高锰酸钾水溶液 15 分钟。

（5）自来水洗 10 秒。

（6）2% 草酸水溶液漂白至无色，约 1 分钟。

（7）自来水洗 10 秒。

（8）磷钨酸苏木精染液于恒温水浴（50℃）30～60 分钟。

（9）95% 乙醇洗去多余染液。

（10）无水乙醇脱水、二甲苯透明、中性树胶封固。

3. 染色结果　横纹肌纤维、细胞核和神经胶质纤维呈蓝色。胶原纤维、网状纤维呈棕红色，弹力纤维呈紫色。

七、弹性纤维染色

弹性纤维在皮肤和血管壁等部位含量最为丰富，病变时表现为弹力纤维的破坏、增生、断裂与崩解。在 HE 染色中和胶原纤维相似，都染成红色，量少时两者较难区别，需借助弹性纤维染色来诊断。弹性纤维染色法有间苯二酚-品红染色法、醛品红染色法和地衣红染色法，这里主要介绍间苯二酚-品红法。

1. 试剂

（1）间苯二酚-品红溶液：碱性品红 2g，间苯二酚 4g，30% 氯化铁溶液 25ml，蒸馏水 200ml，浓盐酸 4ml。

将碱性品红、间苯二酚与蒸馏水加热溶解，玻璃棒搅拌，煮沸后缓慢加入 30% 氯化铁水溶液，搅拌继续煮沸 3～5 分钟，冷却过滤倾去滤液，将滤纸与沉淀物一起放回烧杯内，温箱中烘干。取出后加入 95% 乙醇 200ml，隔水煮至沉淀物完全溶解后取出滤纸。冷却后再过滤，并以 95% 乙醇补足总量至 200ml。最后加浓盐酸 4ml，冰箱保存。

（2）酸化高锰酸钾液：0.5% 高锰酸钾 50ml，0.5% 硫酸溶液 50ml，使用前等量混合。

（3）2% 草酸液：2g 草酸，溶于 100ml 蒸馏水。

2. 染色步骤

（1）石蜡切片，脱蜡至水，蒸馏水洗 3 次。

（2）酸化高锰酸钾氧化 5 分钟。

（3）流水洗 3 次。

（4）2% 草酸漂白 2 分钟。

（5）流水洗 3 次。

（6）间苯二酚-品红液染色 2.5 小时（37℃水浴）。

（7）95% 乙醇洗涤。

（8）1% 盐酸乙醇分化。

（9）流水冲洗。

（10）95% 乙醇脱水，二甲苯透明，中性树胶封片。

3. 染色结果　弹性纤维呈深蓝色。

八、细菌染色

细菌在 HE 染色上不能分类，须细菌染色进行分类。主要采用苯胺结晶紫染色法。

1. 试剂

（1）1% 伊红溶液：伊红 Y1g，蒸馏水 100ml。

（2）苯胺结晶紫染液：结晶紫 2g，无水乙醇 10ml，苯胺 2ml，蒸馏水 88ml。将结晶紫溶于无水乙醇中，苯胺与蒸馏水装于小口砂塞瓶内，摇匀，再与结晶紫无水乙醇混合。使用前过滤，混合后染液可保存数月。

（3）Weigert 碘液：碘片 1g，碘化钾 2g，蒸馏水 100ml。

（4）苯胺二甲苯液：苯胺与二甲苯等量混合。

2. 染色步骤

（1）石蜡切片，脱蜡至水。

（2）苏木精液浅染细胞核。

（3）流水冲洗。

（4）1% 伊红液染 10 分钟，置于 50℃温箱内。

（5）流水稍洗。

（6）苯胺结晶紫液染 6～10 分钟。

（7）用滤纸吸干切片周围染液。

（8）Weigert 碘液滴染 2 分钟。

（9）流水稍洗，滤纸吸干水分。

（10）苯胺二甲苯液分化，至无颜色脱出。

（11）二甲苯多次清洗，至切片清晰。

（12）中性树胶封固。

3. 染色结果　革兰阳性细菌呈蓝色或蓝紫色。

九、真菌染色

真菌用 HE 染色一般着色不佳，因此需用特殊染色方法来显示。染色法有六胺银染色法和过碘酸-无色品红（PAS）染色法。六胺银法显示曲菌、毛霉菌、新型隐球菌和放线菌染色效果较理想，真菌中的新型隐球菌、白念珠菌和球状孢子菌等对 PAS 染色效果较好。这里主要介绍六胺银染色法。

1. 试剂

（1）六胺银贮备液：3% 六次甲基四胺水溶液 100ml，5% 硝酸银水溶液 5ml。

临用时将两液混合显现乳白色，瞬间透明。澄清液在 4℃冰箱内保存，可使用数月。

（2）六胺银硼砂染色液：六胺银贮备液 25ml，蒸馏水 25ml，5% 硼砂水溶液 2ml。

2. 染色步骤

（1）切片脱蜡至水。

（2）切片于 5% 铬酸水溶液氧化 1 小时，流水洗 5 分钟。

（3）浸入 1% 亚硫酸钠水溶液 1 分钟，去除铬酸。

（4）自来水洗 5 分钟，蒸馏水充分洗涤。

（5）置入六胺银硼砂染色液内 60℃温箱 1 小时，至切片呈黄褐色，即在镜下观察真菌呈黑褐色为止。

（6）蒸馏水洗 3 次。

（7）0.2% 氯化金水溶液调色 5 分钟。

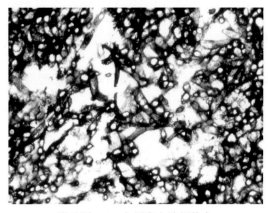

附录图 1-7　上颌窦六胺银染色
曲菌呈黑色（×400）

（8）蒸馏水洗。

（9）2% 硫代硫酸钠水溶液 3 分钟，自来水洗。

（10）乙醇脱水，二甲苯透明，中性树胶封固。

3. 染色结果　各种真菌均被着色。菌丝和孢子呈明显的黑褐色（附录图 1-7）。

十、抗酸杆菌染色

抗酸杆菌染色主要应用于结核病与麻风病的诊断与鉴别诊断。抗酸杆菌染色有碱性复红染色法（Zichl-Neelsen 染色法）和苯酚碱性品红染色法，这里主要介绍 Zichl-Neelsen 染色法。

1. 试剂

（1）石炭酸（苯酚）复红溶液：

1）碱性复红 1g，无水乙醇 10ml。

2）5% 石炭酸（苯酚）水溶液：石炭酸（苯酚）5g，蒸馏水 100ml。将 1g 碱性复红溶于 10ml 无水乙醇，再与 100ml 5% 苯酚水溶液混合。使用前过滤。

（2）5% 盐酸乙醇溶液：盐酸 5ml，95% 乙醇 95ml。

（3）0.1% 亚甲基蓝水溶液：亚甲基蓝 0.1g，蒸馏水 100ml。

（4）汽油松节油等量混合液：汽油 100ml，松节油 100ml。

2. 染色步骤

（1）石蜡切片，汽油松节油等量混合液脱蜡 5～10 分钟，共 2 次。

（2）脱蜡后不经乙醇，用纱布擦干切片周围的液体。

（3）流水稍冲洗。

（4）苯酚复红溶液 5～10 分钟。

（5）流水稍冲洗。

（6）5% 盐酸乙醇溶液 1 分钟。

（7）流水稍冲洗。

（8）0.1% 亚甲基蓝水溶液 2 分钟。

（9）流水稍冲洗。

（10）滤纸吸干切片，空气干燥。

（11）二甲苯透明，中性树胶封固。

3. 染色结果　抗酸杆菌（结核分枝杆菌或麻风杆菌）呈红色（附录图 1-8）。

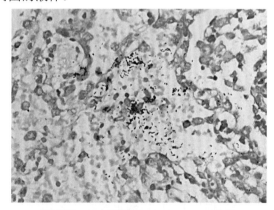

附录图 1-8　肺结核 Zichl-Neelsen 染色
结核分枝杆菌呈红色（×400）

附录 Ⅱ　免疫组织化学技术

免疫组织化学技术（immunohistochemistry，IHC）是免疫学与传统的组织化学相结合的一个分支学科，1941 年美国科学家 Coons 等首次报道用异硫氰酸荧光素（fluorescein isothiocyanate，FITC）标记抗体，并借助荧光显微镜通过观察荧光检测小鼠组织切片中的可溶性肺炎球菌多糖抗原，建立了免疫组织化学方法。IHC 是目前病理诊断过程中不可或缺的重要检查手段，它不仅提高了病理诊断水平，而且在探讨疾病的病因和发病机制、肿瘤病理诊断、指导治疗、判断预后等方面发挥重要的作用。随着传统标志物研究的深入及新标志物的不断发现，IHC 在临床病理诊断中扮演着越来越重要的角色。

一、定义

利用免疫学的抗原与抗体特异性结合的原理，通过化学反应使标记抗体的显色剂（荧光素、酶、金属离子、同位素）显色来确定组织细胞内抗原（多肽和蛋白质），对其进行定位、定性及定量的研究，称为免疫组织化学技术，简称免疫组化。按照标志物的种类可分为免疫荧光法、免疫酶法及免疫金法等。目前在病理诊断中广为使用的当属过氧化物酶-抗过氧化物酶法（peroxidase antiperoxidase method，PAP 法）、卵白素-生物素-过氧化物酶复合物法（avidin biotin-peroxidase complex method，ABC 法）、链霉菌抗生物素蛋白-过氧化物酶连接法（streptavidin peroxidase method，SP 法）等。

通常采用的酶是辣根过氧化物酶，因此选择 DAB（棕色）或 AEC（红色）作为酶底物显色。若采用的是碱性磷酸酶检测系统则选择 BCLP/NBT（蓝紫色）作为酶底物显色。

二、基本原理

抗体与抗原之间的结合具有特异性，基本原理包括抗原-抗体反应、免疫标记反应和呈色反应三个方面。免疫组化正是利用这一特性，先将组织或细胞中的某些化学物质提取出来，以其作为抗原或半抗原去免疫小鼠等实验动物，制备特异性抗体，再用这种抗体（第一抗体）作为抗原去免疫动物制备第二抗体，并用某种酶（常用辣根过氧化物酶）或生物素等处理后再与前述抗原成分结合，将抗原抗体结合效应放大，由于抗体与抗原结合后形成的免疫复合物是无色的，因此还必须借助于组织化学方法将抗原抗体反应部位显示出来（常用显色剂 DAB 显示为棕黄色颗粒）。通过抗原抗体结合及呈色反应，显示细胞或组织中的化学成分，在显微镜下可清晰看见细胞内发生的抗原抗体反应产物，从而能够在细胞或组织原位确定某些化学成分的分布、含量。组织或细胞中凡是能做抗原或半抗原的物质，如蛋白质、多肽、氨基酸、多糖、磷脂、受体、酶、激素、核酸及病原体等都可用相应的特异性抗体进行检测。

三、分类

1. 按标志物质的种类　荧光染料、放射性同位素、酶（主要有辣根过氧化物酶和碱性磷酸酶）、铁蛋白、胶体金等，可分为免疫荧光法、放射免疫法、免疫酶标法和免疫金银法等。

2. 按染色步骤　可分为直接法（又称一步法）和间接法（二步、三步或多步法），见附录图 2-1。与直接法相比，间接法的灵敏度高。

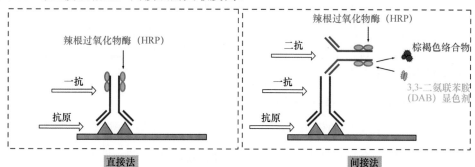

附录图 2-1　免疫组织化学技术的直接法与间接法工作示意图

3. 按结合方式 可分为抗原-抗体结合，如 PAP 法；亲和连接，如 ABC 法、SP 法等，其中 SP 法是比较常用的方法；聚合物链接，如即用型二步法，此方法尤其适合于内源性生物素含量高的组织抗原检测。

四、常用的间接法免疫组化染色操作步骤

（一）三步法：链霉菌抗生物素蛋白-过氧化物酶连接法（SP 法）

1. 原理 利用抗生物素蛋白与第二抗体上标记的生物素分子间的亲和化学反应完成免疫组化染色。

2. 染色步骤

（1）石蜡切片脱蜡至水：石蜡切片置 60～65℃烤箱烤片 8～10 小时→常规二甲苯、梯度酒精脱蜡至水。

（2）3% H_2O_2 阻断（198ml 甲醇 +2ml 30% H_2O_2）室温 20 分钟（以消除内源性过氧化物酶的活性，降低背景）。

（3）抗原修复：采用热修复（微波修复法、高温高压修复法）或酶修复法（滴加蛋白酶），使部分被封闭的抗原决定簇暴露，使抗原与抗体充分反应。

（4）PAP 油性笔画圈，滴加 5%～10% 正常羊血清封闭，37℃，15 分钟（消除背景非特异性着色）。

（5）甩去多余血清，不洗，滴加第一抗体（注意抗体必须全部覆盖组织）37℃孵育 60 分钟或 37℃孵育 30 分钟，然后 4℃冰箱过夜。

（6）PBS 洗 3 次，每次 2 分钟，滴加第二抗体，37℃孵育 30 分钟。

（7）PBS 洗 3 次，每次 2 分钟，滴加 SP 复合物，37℃孵育 30 分钟。

（8）PBS 洗 3 次，每次 1 分钟，双蒸水洗 1 次，DAB 显色（显色剂必须现配现用），镜下控制显色程度呈棕褐色，自来水终止显色，苏木素复染胞核，烤干，中性树胶封片。

（二）二步法：非生物素检测系统

1. 原理 将多个二抗分子和多个酶分子结合在一个大分子聚合物上，形成一个螯合物结构，与一抗分子结合完成免疫组化染色，直接放大抗原抗体结合的信号。

2. 染色步骤

（1）石蜡切片脱蜡至水。

（2）3% H_2O_2 阻断 20 分钟，自来水洗，蒸馏水洗 2 次。

（3）抗原修复。

（4）PAP 油性笔画圈，PBS 洗 3 次，每次 2 分钟，滴加第一抗体，37℃孵育 60 分钟或 37℃孵育 30 分钟 4℃冰箱过夜。

（5）PBS 洗 3 次，每次 2 分钟，滴加酶标聚合物，37℃孵育 30 分钟。

（6）PBS 洗 3 次，每次 1 分钟，双蒸水洗 2 次，DAB 显色，镜下控制，自来水终止反应，苏木素复染，烤干，中性树胶封片。

五、免疫组化技术在临床诊断中的应用

免疫组化在病理诊断中的作用主要有以下方面：①用于疑难病例的诊断与鉴别诊断，在苏木精-伊红（HE）染色切片上，我们经常遇到"形同病不同"的病例，此时要想明确诊断，需借助于免疫组化。在常规病理诊断中，5%～10% 的病例单靠 HE 染色难以做出

明确的形态学诊断。尤其是免疫组化在肿瘤诊断和鉴别诊断中的实用价值受到了普遍的认可，其在低分化或未分化肿瘤的鉴别诊断时，准确率可达 50%～75%。②对"未分化"恶性肿瘤的分类，在 HE 染色切片上，未分化恶性肿瘤常缺少肿瘤细胞的起源特征而不能分类。这类肿瘤需要用一组抗体才能明确诊断，用于鉴别诊断的抗体也较多，因此需要合理选择抗体套餐，既达到诊断目的，又为患者赢得治疗时间并节省费用。③协助确定肿瘤的良恶性，如标记 Bcl-2 用于鉴别反应性增生性疾病与淋巴瘤；标记细胞角蛋白（CK）辨认癌细胞是否隐藏在黏膜活检中等。④确定来源不明的转移瘤的原发部位，通常转移瘤与原发瘤具有共同的抗原表达性，利用多种标志物对不明来源的转移瘤进行标记，进而推断转移来源。如前列腺特异性抗原（PSA）阳性可考虑前列腺转移。⑤对肿瘤进一步病理分型，尤其是淋巴造血系统肿瘤的分型需要不同程度的免疫组化支持。⑥发现微小转移灶，某些癌的早期转移有时与淋巴结内窦性组织细胞增生不易区别。采用免疫组化方法（如用上皮性标志物）则十分有助于微小（癌）转移灶被发现。⑦确定肿瘤分期，判断肿瘤是原位癌还是浸润，以及有无血管、淋巴管侵袭与肿瘤分期密切相关。例如，乳腺、前列腺病变中，原位癌一般有完整的肌上皮或基底细胞环绕，浸润癌则消失。⑧肿瘤预后判断，激素受体，如 ER/PR 阳性乳腺癌患者有较好的预后；增殖细胞核抗原（PCNA）、Ki-67 等表达指数越高，表明肿瘤增殖越活跃，恶性度越高，预后不良，其中以恶性淋巴瘤、乳腺癌较为明显。⑨指导靶向治疗，这个领域在迅速发展、扩大中，如 CD117(+) 胃肠道间质瘤可选用格列卫进行治疗；ER、PR 阳性乳腺癌患者应考虑内分泌治疗，HER2 基因过度表达的乳腺癌患者预后较差时宜选择赫赛汀进行治疗等。⑩病因和发病机制研究，通过免疫组化方法可明确发现病原体抗原部位及定量，如 EB 病毒抗原广泛存在于鼻咽癌细胞中，并且与鼻咽癌的发病密切相关。

近年来，IHC 技术在组织芯片上的应用使染色效率明显提高，与激光扫描共聚焦显微术的结合使阳性信号的定位识别更加准确，并可实现定性与定量的结合。

六、免疫组化技术在口腔常见肿瘤中的应用

（一）免疫组化表型特点

口腔常见肿瘤免疫组化表型特点见附录表 2-1。

附录表 2-1　口腔常见肿瘤免疫组化表型特点

肿瘤	免疫表型特点
鳞状细胞癌	免疫组化可能有助于诊断低分化肿瘤，表达 CKpan、CK-H、P63、P40；不表达 CH-L、淋巴标志物、黑色素标志物或间叶组织标志物
基底样鳞状细胞癌	除表达上述鳞状细胞癌的特点外，部分可表达 S-100、NSE、CD117（c-Kit）、P53；但不表达 CgA、Syn，可与神经内分泌癌鉴别
梭形细胞癌	可表达 CK-L、Vimentin、CEA、EMA 甚至一些肌标志物，如 SMA、Desmin 等
淋巴上皮癌	与鼻咽癌和鼻窦的淋巴上皮癌不易区分
颗粒细胞癌	S-100 均表现为强阳性，NSE、Calretinin、α-Inhibin、PGP9.5、Vimentin 和 CD68 阳性。CK、肌标志物如 Desmin 阴性
成釉细胞瘤	表达 CK-H，丛状型外周细胞呈 CK-L 阳性
恶性黑素瘤	瘤细胞表达 S-100、MelanA、HMB45、Tyrosinase 和 Vimentin；另外，CD117、CD99 和 CD56 等可有不同程度的阳性；不表达上皮和肌标志物

（二）上皮性潜在恶性病变

1. 抗体选择 P16、P21、P27、P53、Bcl-2、Ki-67。

2. 注释

（1）免疫表型特点：随上皮异常增生程度增加，P53、Ki-67呈逐渐增加趋势，P16表达说明有HPV高危型感染。

（2）Ki-67：在正常鳞状上皮仅限于基底层表达，随着增生的不成熟鳞状上皮的增多，Ki-67阳性细胞数量也明显增多。因此，判定宫颈病变除了观察Ki-67表达强度外，最重要的是观察其出现的部位，如轻度异型增生时，Ki-67阳性细胞局限在上皮层下1/3，而中重度异型增生时则大量的上皮表层细胞出现Ki-67阳性。

（3）P16：P16免疫染色可替代检测头颈部癌是否有HPV高危型感染，特别适用于口咽部，口咽部癌HPV高感染率（＞50%）。P16染色阳性与HPV转录活性有关，并提示预后。在其他部位，P16特异性低，假阳性率达20%。

（4）P21、P27：表达与上皮异常增生及肿瘤病理分级呈负相关。

（5）P53：随上皮异常增生程度的增加，P53表达呈逐渐增强趋势。

（6）Bcl-2：正常口腔黏膜Bcl-2阴性，异常增生时表达增多。

（三）颗粒细胞癌

1. 抗体选择 S-100、MBP、CKpan、Vimentin、Desmin、SMA、Ki-67。

2. 注释

（1）免疫组化表型：颗粒细胞瘤S-100均表现为强阳性，NSE、Calretinin、Inhibin、PGP9.5、Vimentin和CD68阳性。CK、肌标志物（如Desmin、SMA、MSA）阴性。

（2）鉴别诊断：包括横纹肌瘤、平滑肌瘤、先天性颗粒细胞瘤等。先天性颗粒细胞瘤不表达S-100，NSE。

（四）低分化恶性肿瘤鉴别

1. 抗体选择 CKpan、Vimentin、Desmin、LCA、S-100。

2. 注释

（1）常见的口腔低分化恶性肿瘤有未分化癌、横纹肌肉瘤、恶性黑素瘤、淋巴瘤、神经内分泌癌等。选择上述抗体基本上可以甄别（附录表2-2）。

附录表2-2 低分化恶性肿瘤的鉴别诊断

类型	CKpan	Vimentin	Desmin	LCA	S-100
未分化癌	+	–/+	–	–	–/+
横纹肌肉瘤	–	+	+	–	–
淋巴瘤	–	+	–	+	–
恶性黑素瘤	–	+	–	–	+
神经内分泌癌	+/–	–/+	–	–	+

注：+. 阳性；–. 阴性

（2）根据鉴别诊断需要，进一步增加相关肿瘤的特异性标志物以进行分类，如横纹肌肉瘤的MyoD1、Myogenin等（附录图2-2），恶性黑素瘤的HMB45、MelanA等。

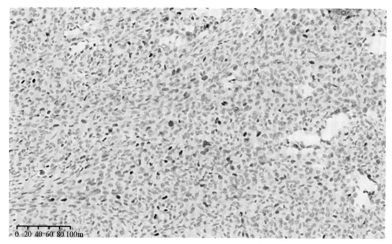

0 20 40 60 80 100m

附录图 2-2　横纹肌肉瘤中 MyoD1 局灶细胞核阳性表达

七、免疫组化技术在唾液腺病变中的应用

（一）唾液腺肿瘤免疫组化标志物

唾液腺肿瘤免疫组化标志物见附录表 2-3。

附录表 2-3　唾液腺肿瘤免疫组化标志物

检测项目	免疫组化标志物
腺泡细胞/导管上皮细胞标志物	CK-L、CK7、EMA、CEA（+/−）；CK-H 局灶阳性或阴性；不表达肌上皮标注物
肌上皮/基底细胞标志物	表达 CK、CK-H、P63；S-100 蛋白和 GFAP 表达不确定；SMMHC、Calponin、SMA 和 Desmin 只表达于肌上皮
SOX10	表达于闰管的腔面和腺细胞；如腺泡细胞癌、腺样囊性癌、上皮-肌上皮癌、肌上皮癌、多形性腺瘤；类似于分泌管和排泄管不表达；如唾液腺导管癌、黏液表皮样癌、鳞状细胞癌、嗜酸细胞瘤、Warthin 瘤
DOG1	表达于正常浆液性腺泡、黏液性腺泡、末梢闰管；浆液性腺泡强于黏液性腺泡；肌上皮、分泌管及排泄管为阴性
CD117	可表达于各种唾液腺肿瘤的腔面细胞，而在正常唾液腺为阴性
β-Catenin	多数基底细胞腺瘤可表现 β-Catenin 核阳性染色及存在 CTNNB1 突变，而基底细胞腺癌的 β-Catenin 表达不一致性及不存在 CTNNB1 突变，其他类型唾液腺肿瘤则呈 β-Catenin 阴性，由此认为 CTNNB1（β-Catenin）对于唾液腺肿瘤的鉴别诊断具有一定作用
EZH2	一种敏感的恶性唾液腺肿瘤标志物。其定位于细胞核，EZH2 通过催化组蛋白 H3 第 27 位赖氨酸三甲基化抑制基因表达。在前列腺癌、乳腺癌、膀胱癌、胃癌等多种肿瘤中均有高表达，与肿瘤的恶性程度、侵袭性、转移能力密切相关。
Ki-67	鉴别是腺样囊性癌（如 Ki-67 指数＞10%），还是多形性腺瘤

注：正常的唾液腺导管细胞常分泌中性黏液，肌上皮常分泌酸性间质型蓝色黏液（Alcin 阳性）和基膜样物质（PASD 阳性）

（二）唾液腺肿瘤的组织发生和抗体表达

1987 年，Dardick 等提出了导管-腺泡单位的上皮和肌上皮/基底细胞（包括肌上皮瘤/肌上皮）概念，认为唾液腺的整个上皮系统由双层或复层细胞构成，即腔面细胞和基底细胞，前者包括腺泡细胞和导管的内层细胞，后者包括位于腺泡、导管外层的基底细胞和肌上皮细胞，并认为导管-腺泡单位是唾液腺肿瘤发生的结构基础。

（三）唾液腺肿瘤免疫组化辅助诊断思路

首先，应用一组含有腺上皮标志物及肌上皮/基底细胞的标志物将唾液腺肿瘤简单分为三大组腺上皮组（包括管状腺瘤、腺泡细胞癌等）、腺上皮＋肌上皮/基底细胞组（包括多形性腺瘤、基底细胞腺瘤/基底细胞腺癌、腺样囊性癌、上皮-肌上皮癌）和肌上皮/基底细胞组（包括肌上皮瘤/肌上皮癌）。其次，结合肿瘤来源部位如腺泡、闰管、纹状管或排泄管；肿瘤中是否含有肿瘤性的肌上皮细胞或基底细胞成分，这两种成分与肿瘤性细胞外基质的存在关系密切；肿瘤的界线、肿瘤细胞的生长方式、细胞学特点等做出病理诊断。

（四）腺样囊性癌

1. 抗体选择 腺上皮标志物（CKpan、CD117、EMA），肌上皮细胞标志物（P63、SMA、S-100），Ki-67。

2. 注释

（1）免疫组化表型：表达腺上皮标记CKpan、CD117、EMA，也表达肌上皮细胞标记，如P63、SMA、S-100、CK-H、GFAP、Ki-67指数＞10%，假囊PAS和阿辛蓝（AB）染色阳性。

（2）鉴别诊断：腺样囊性癌主要与多形性腺瘤、基底细胞腺瘤、多形性低度恶性腺癌的鉴别诊断（附录表2-4）。与多形性腺瘤鉴别时，Ki-67指数＞10%。

附录表 2-4　黏液表皮样癌与腺鳞癌、鳞状细胞癌的鉴别诊断

肿瘤类型	CK	CD117	AAT	CK7	CK5/6	P63	SMA	S-100	其他
黏液表皮样癌	+	+	+	−/+	+	+	−	−	含黏液，AB/PASD 阳性
腺鳞癌	+	−	−	−/+	+	+	−	−	CD117、AAT 阴性
鳞状细胞癌	+	−	−	−	+	+	−	−	CD117、AAT 阴性

注：+.阳性；−.阴性

（五）腺泡细胞癌

1. 抗体选择 腺上皮标志物（CKpan、CK7、CK18、CD117、AAT、AACT），肌上皮细胞标记（P63、SMA、S-100、Vimentin），Ki-67，PAS，PASD（消化后）。

2. 注释

（1）免疫组化表型：①通过免疫组化证明肿瘤细胞中胰酶的产生对腺泡细胞癌的诊断非常有帮助。95%的病例表达AAT和AACT。②腺上皮标记阳性（CKpan、CD117、SOX11、DOG1、CK7、CK18、EMA、CEA）；不表达肌上皮/基底细胞标记（P63、CK5/6、SMA、Calponin、S-100等）。③细胞质内颗粒的酶消化PAS染色（PASD）。④约1/3的病例可有散在的个别肿瘤细胞CgA或Syn阳性。

（2）鉴别诊断：主要需与其他含透明细胞的肿瘤鉴别。如肌动蛋白或S-100蛋白阳性可能为肌上皮癌或上皮-肌上皮癌；脂肪染色阳性时，则可能为肾透明细胞癌。

（六）黏液表皮样癌

1. 抗体选择 腺上皮标记（CKpan、CK7、CI8、CD117、AAT、AACT），肌上皮细胞标记（P63、CK5/6、S-100），Ki-67+AB、PASD（消化后）。

2. 注释

（1）免疫组化表型：①黏液细胞（AB染色阳性、PASD染色阳性）表达EMA、CK7、

CEA；②表皮样细胞表达 CK-H、CK7、AAT、AACT、CD117；③基底样细胞和中间细胞表达 CK-H、P63。

（2）鉴别诊断：坏死性唾液腺化生、腺鳞癌、鳞状细胞癌、透明细胞癌、转移性癌。

（七）上皮-肌上皮癌

1. 抗体选择　腺上皮标志物（CKpan、CK7、CK18、CD117、AAT、AACT），肌上皮细胞标志物（P63、CK5/6、S-100），Ki-67+AB，PASD（消化后）。

2. 注释　免疫组化表型特点：腺上皮 CK7、CK8、CEA 阳性，淀粉酶阴性；肌上皮表达 CK-H、P63、S-100、SMMHC、Calponin、SMA 和 Desmin，但不表达 Actin、MyoD1 等，透明细胞细胞质内含糖原，PAS 染色阳性，经消化后 PASD 阴性。

（八）其他唾液腺肿瘤

常见唾液腺肿瘤免疫组化表型见附录表 2-5。

附录表 2-5　常见唾液腺肿瘤免疫组化表型

肿瘤	肿瘤细胞构成	免疫表型特点
多形性腺瘤	导管上皮和肌上皮或基底细胞	表达 CK、CEA、EMA、S-100、SMA、P63
基底细胞腺瘤/腺癌	腺上皮和肌上皮或基底细胞	基底细胞腺瘤与基底细胞腺癌鉴别：β-Catenin 核阳性（CTNNB1 突变）
管状腺瘤	腺上皮细胞	表达腺上皮细胞标志物
嗜酸细胞瘤	腺上皮细胞	表达 CK、标志物特殊染色 PTAH 阳性，可表达 PSA 难以与转移性前列腺癌鉴别，Desmin、S-100、SMA 阴性
多形性低度恶性腺癌	认为闰管起源，主要由腺上皮构成，肌上皮缺乏或小灶性存在	表达 CK、EMA、CK5/6、CEA，不同程度 S-100、P63、SMA 阳性，TTF1、TG 阴性
唾液腺导管癌	导管上皮细胞，可伴大汗腺化生	与乳腺导管癌相似，可表达 AR、ER、PR、HER2、CEA、GCDFP-15、GATA3，肌上皮标记阴性
类似乳腺分泌性癌	是一种发生于唾液腺的具有乳腺分泌性癌的形态学和遗传学特征的罕见恶性肿瘤具有特征性的 ETV6-NTRK3 基因易位	表达 CK7、CK8、CK18、S-100、Vimentin，亦表达 CK19、SOX10、GCDFP-15、EMA、MUC1、MUC4、STAT5、Mammaglobin；不表达基底细胞/肌上皮细胞标志物
Warthin 瘤	基底细胞	CK、淋巴成分的表达与反应性淋巴结相似
淋巴上皮癌	类似于鼻咽部的浸润性癌或其他部位的淋巴上皮癌	CK、CEA 和 EBV 阳性

（九）唾液腺肿瘤的分子遗传学改变

唾液腺肿瘤分子生物学研究的目的是确定一些客观的标志，以取代唾液腺肿瘤诊断中的主观性表型评价、生物学行为预测及治疗策略的制定。以下的分子遗传学变化可暂时确定一些肿瘤（附录表 2-6）。

附录表 2-6　常见唾液腺肿瘤的分子遗传学改变

肿瘤表型	染色体易位	融合基因	相关抗体
多形性腺瘤	t（3；8）(p21；q12)	PLAC1-CTNNB1（39%）	PLAC1（94.4%）
	t（5；8）(p13；q12)	PLAC1-LIFR	
	t（3；12）(p14.2；q14～15)	HMGA2-FHIT（8%）	
	t（9；12）(p24；q12～15)	HMGA2-NFIB	
	非 8q 或 12q 的其他易位		

肿瘤表型	染色体易位	融合基因	相关抗体
起自多形性腺瘤中的癌	t（3；8）（p21；q12）	PLAC1-CTNNB1（63%）	PLAC1（77%）
黏液表皮样癌	t（11；19）（q21；p13） t（11；15）（q21；q26）	CRTC1-MAML2（60%～80%） CRTC3-MAML2（≤6%）	
腺样囊性癌	t（6；9）（q22～23；p23～24）	MYB-NFIB（80%～90%）	MYB（55%～70%）
唾液腺玻璃样变透明细胞癌	t（12；22）（q13；q12）	EWSR1-ATF1（80%）	
类似乳腺分泌性癌	t（12；15）（p13；q25）	ETV6-NTRK3（80%）	